早上斷食，

九成的毛病都會消失！

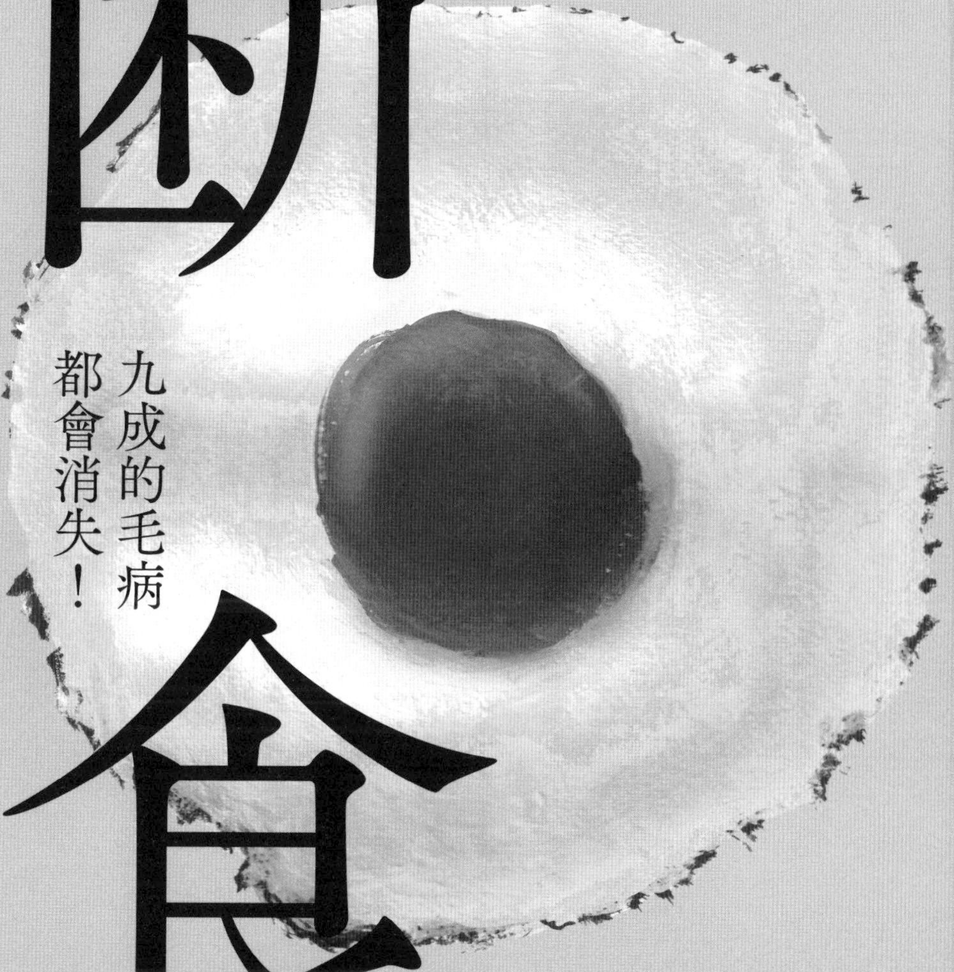

實行『早上斷食』的人無不驚呼連連！

原本我這個人便祕三天是家常便飯，老是得吃便祕藥，而且又暴飲暴食，從來沒考慮過腸道髒兮兮的問題。不過當我試了兩個禮拜的「早上斷食」，**便祕宿疾立刻舒緩許多**，而且開始反省自己的暴飲暴食。現在每兩天一定就會排便一次，**皮膚也變好了**。

……M・K女士／四十九歲

我白天倦怠沒精神，晚上又睡不著，

每天都是睡眼惺忪吃早餐，沒想到這是反效果！當我不吃早餐之後，感覺**神清氣爽**，客戶也都說我最近看起來精神特別好，晚上一**覺到天亮**。

……T・T先生／三十五歲

我工作繁忙，每天肩頸痠痛卻束手無策，經常要去按摩。後來朋友介紹我早上斷食法，想說這麼簡單就試試看，沒想到試了幾天後，**精神特別好**，也不必去按摩了。

……A．K女士／四十六歲

原本以為要吃對東西才會健康，沒想到還有「**不吃健康法**」，真是茅塞頓開。我會繼續努力，保持健康。

……S．O先生／七十二歲

我總認為早餐一定要吃，就算吃一片吐司加一罐優格，午餐之前還是會肚子餓，不吃早餐還得了？實際試了早上斷食，前兩天確實餓得難受，但**第三天起身體開始習慣**，吃午餐之前都不會覺得餓。我三十歲之後體重一路上升，試了早上斷食之後**迅速減了二．五公斤**，而且沒有復胖！

……Y．I女士／三十六歲

我是過敏體質，因為想要擺脫惱人的花粉症，所以試著早上斷食。以前我都是參考食療法，吃各種東西想對抗過敏，一開始聽到早上斷食還半信半疑，試了一陣子後，原本每次月經來就**全身發癢的老毛病竟然好了**，真是又驚又喜。

……E．W小姐／二十六歲

我本來就不吃早餐，早上只喝一杯咖啡，但是人家說這樣傷身體，我就改**喝白開水**。本來想說不喝咖啡精神會差，腦袋渾沌，沒想到反而**精神抖擻**，工作特別專心。

……**S．T先生／四十五歲**

為了家人健康，我一直都有準備豐富又營養的早餐，沒想到竟然是反效果……當家人養成不吃早餐的新習慣之後，老公的**血壓降了下來**，奶奶也說感覺**腸胃舒服多了**。我早餐斷食之後不會再餓到難過，**早上又少了一份繁重的家事**，真是謝天謝地。

……**R．U女士／五十八歲**

前言

各位是不是都有好好吃早餐呢？

我想有很多人早上起床明明沒胃口，卻還是為了「健康」而吃點白飯、味噌湯、烤魚、醃菜，或者喜歡西式的就吃吐司、咖啡、荷包蛋、沙拉。

愈注重健康的人，愈堅持「早餐是一天活力的泉源，一定要吃得好」，所以吃了很多蔬菜、碳水化合物、蛋白質，均衡又營養。

但，如果我說這樣的早餐反而有害健康，你會怎麼想？**實際上，早餐無論吃得好不好，只要吃了就容易生病**。

一般健康理論常說「早餐一定要吃」，大多數人都深信不疑，我想，醫師在這方面有責任。所以我要**透過本書建議大家「不要吃早餐」**。

最近愈來愈多人體型看來並不肥胖，卻有脂肪肝、糖尿病等生活習慣病。另外，現代人平均壽命愈來愈長，卻不代表健康長壽，而是臥床多年。連年輕人都有肩頸痠痛、腰痛、怕冷、便祕等各種症狀，每個人都多少有點健康上的毛病。

現代人比起從前更注重健康，為何有更多人反而不健康？

其實，**病痛與不適的原因，大多來自於你平時的飲食**。

很多人應該都知道，目前日本的飲食習慣是基於昭和四十年代（西元一九六五～一九七四年）的營養學理論，成年男性每天要攝取兩千大卡，並吃三十種不同食物。如果你遵守這項建議，身體就會不健康。為什麼？因為這套營養學理論很明顯的「吃太多」。現在是暴飲暴食的年代，還有人以大胃王自居，一般人的食量在我這個醫師眼中看來是吃太多了。**有人說吃八分飽比較健康，不過，我認為八分飽還是太多**。

吃太多會發生什麼事？會消化不良，消化不完全的蛋白質殘渣留在腸道裡會滋生壞菌，汙染腸道，降低免疫力。長期下來全身會充滿壞菌，身體不適甚至生病。

要怎麼解決這樣的身體不適呢？根據我多年的研究，答案就是「酵素」。我會在第二章詳細說明，酵素直接影響包括新陳代謝在內的所有人類生命活動，市面上也有許多飲料和營養品含有酵素，大家多少知道酵素的功用。**體內酵素愈多，免疫力和治癒力就愈強，反之，酵素愈少就愈容易生病**。

人體可以製造酵素，但數量有限，而且會隨著年紀增長而減少。所以，**保持健康的第一要務，就是別浪費體內的酵素，並努力增加酵素**。

為此，**必須思考早餐的必要性**。

按照人體的生理時鐘來看，一般的早餐時間其實落在「排泄」時間，人體在這個時候會努力排放前天累積的廢物。這時候腸胃都還沒醒，一旦飲食會造成內臟的嚴重負擔，結果就消化不良。

吃早餐會浪費對健康最重要的「酵素」，讓身體負擔更沉重。

大多人都要等到病徵出現了才開始思考為什麼會生病，可惜為時已晚。冰凍三尺非一日之寒，疾病的原因必定存在於日常生活中。

本書主張造成身體不適與疾病的主因在於「缺乏酵素」，並說明早上斷食對補充酵素有多大的幫助。只要不吃早餐，身體就不容易生病，健康又長壽。

或許有人就是喜歡吃美食，假設你現在吃喝起來毫無窒礙，也沒有生過病，那倒無妨。但如果你已經在煩惱頭痛、怕冷、便祕、三高、即使睡很多還是覺得累、倦怠、情緒低落、過敏等問題，而且還**不肯改善目前的飲食習慣，不僅無法改善症狀，更可能繼續惡化**。

我的診所有很多癌症病患，他們的飲食習慣幾乎是亂吃一通。經過我指導正確的飲食觀念，許多病患透過改善飲食而克服了癌症。

人的身體是由飲食所組成，想要吃得開心、吃得長久，請立刻改善你的飲食習慣。而**最簡單的方法，就是「早上斷食」**。

本書書名為「早上斷食，九成的毛病都會消失！」，如果看我之前治療過的病例，這個說法絕對不誇張。讀者目前的身體不適，肯定也能用這個方法應付。請用心閱讀本書，過個健康無病的美好人生。

醫療法人社團森愛會　鶴見診所理事長　**鶴見隆史**

目錄 · contents

目錄 · contents

5 促進健康的「鶴見式酵素食譜」

目錄 · contents

第一章

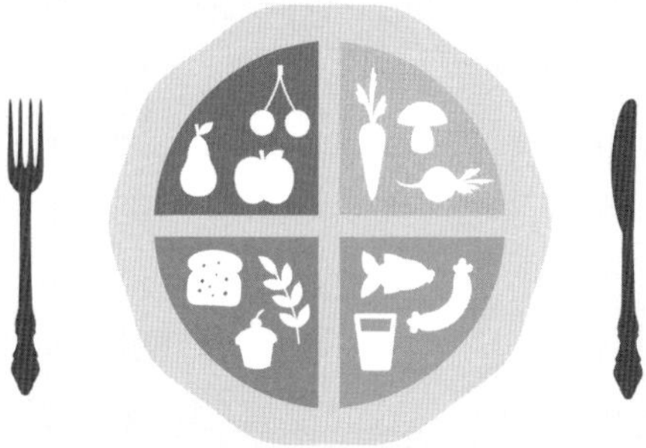

「吃早餐有益健康」是誤會！

吃早餐，有如一起床就跑馬拉松

各位對早餐有什麼印象？

早餐很重要，不輸午餐和晚餐，所以大家即使睡眼惺忪也硬是要吃早餐。有人慌慌張張只吃咖啡配吐司，有人堅持吃得確實，白飯、味噌湯、烤魚，多元又豐富。

愈是堅持養生的人，愈相信早餐吃得好有益健康。

一般鼓勵吃早餐的理由包括「**不吃早餐會缺糖，大腦沒有能量就無法運轉，影響工作和學習**」「**三餐按時吃才不會胖**」，甚至還有「**不吃早餐就不想排便**」。

但這些全都是**大錯特錯**。

當今日本的社會與民眾幾乎全年無休，超商和餐廳開到半夜，真的非常方便。然而，人體內有個歷史悠久的生理時鐘，就是日出而作，日落而息。

各位想必都經歷過熬夜或通宵，隔天肯定身體不舒服。或者半夜吃零食，也會有罪惡感。

人的內臟也由生理時鐘掌管，大致將**一天二十四小時分成三個時段，分別是「排泄，消化，吸收」**。

凌晨四點到中午屬於「排泄」時段，將體內多餘物質排出體外，比方說我們睡覺的時候會流汗，就是一種排泄。排泄時段會將體內的疲勞物質、毒素和廢棄物混在汗水、尿液、糞便中排出體外，所以我們一起床就想尿尿。有花粉症的人肯定知道早上起床會「涕泗縱橫」，猛打噴嚏流眼淚，這也是因為身體在排泄時段會試圖從各種管道排放毒素和廢物。

從中午到下午八點是「補充營養與消化」時段，下午八點到凌晨四點是「吸收與代謝」時段。中午到下午八點之間要用餐，攝取營養，消化食物；接下來的代謝時段，身體會吸收營養，修補破損部位，維持我們的健康。

如果要維持這個時鐘，必須把吃飯、就寢與起床時間規定好，而且說到做到。尤

人體生理時鐘的三個時段

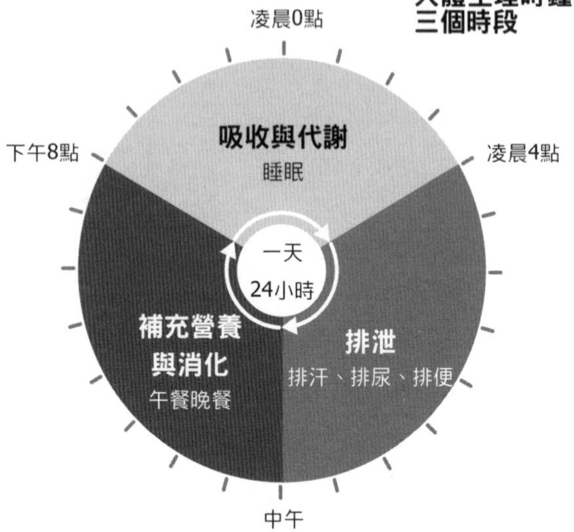

其早睡早起是維持健康的一大關鍵。

但是吃飯時間呢？你有按照生理時鐘來吃嗎？

如果按照生理時鐘來看，我們平時吃早餐的時段屬於排泄時段，也就是容易排便排汗的時段，而不是補充營養的時段。腸胃等消化器官在排泄時段還沒睡醒，而掌握人體活動的要角「酵素」也還在休眠，**這個時候吃早餐，維持人體健康的要角「酵素」無法充分運**

作，結果造成消化不良。另外，晚餐吃得晚就容易胖，也是因為身體在晚上八點過後會進入吸收模式。

我在寫這本書的時候是六十七歲，在四十歲之前也跟各位讀者一樣每天吃早餐，現在回想起來，以前真的比較容易累，而且身體毛病多。

但是後來我學了酵素營養學，得知吃早餐反而有害健康，因為會對身體造成沉重負擔。

美國書籍《自然衛生學》（*Natural Hygiene*）裡面說，**吃早餐對身體造成的負擔之重，有如一起床就跑全馬**。平時跑全馬的負擔已經夠重了，剛起床就跑更累，沒精神又沒體力，沒有幾個人會想要一起床就跑步。這可以說明吃早餐對身體的負擔有多大，而後面我會詳細說明原因。

每天吃三餐的歷史並不長

現代人認為每天吃三餐理所當然，各位知道這個習慣是何時開始的嗎？其實日本人從江戶時代中期開始，才有每天吃三餐的習慣，算起來不過三百年的歷史。在此之前，日本人每天只吃午餐和晚餐。明治時代和大正時代，日本人的早餐很隨便，到了二次大戰更是因為物資缺乏，沒辦法吃一頓豐富早餐。

直到一九六五年之後，才有人出來鼓吹「早餐吃得好才會健康」，這也就是目前的主流營養學。日本在二戰結束後才推出這個營養學理論，當時甚至說一般勞工每天要攝取四千大卡的熱量。

四千大卡大概相當於二十二個御飯糰，或者十三個漢堡，或者五碗豬排飯。無論勞工工作有多麼辛苦，很明顯都是吃太多，長期這樣吃下來肯定有害健康。

一九六五年之後，愈來愈多人生病

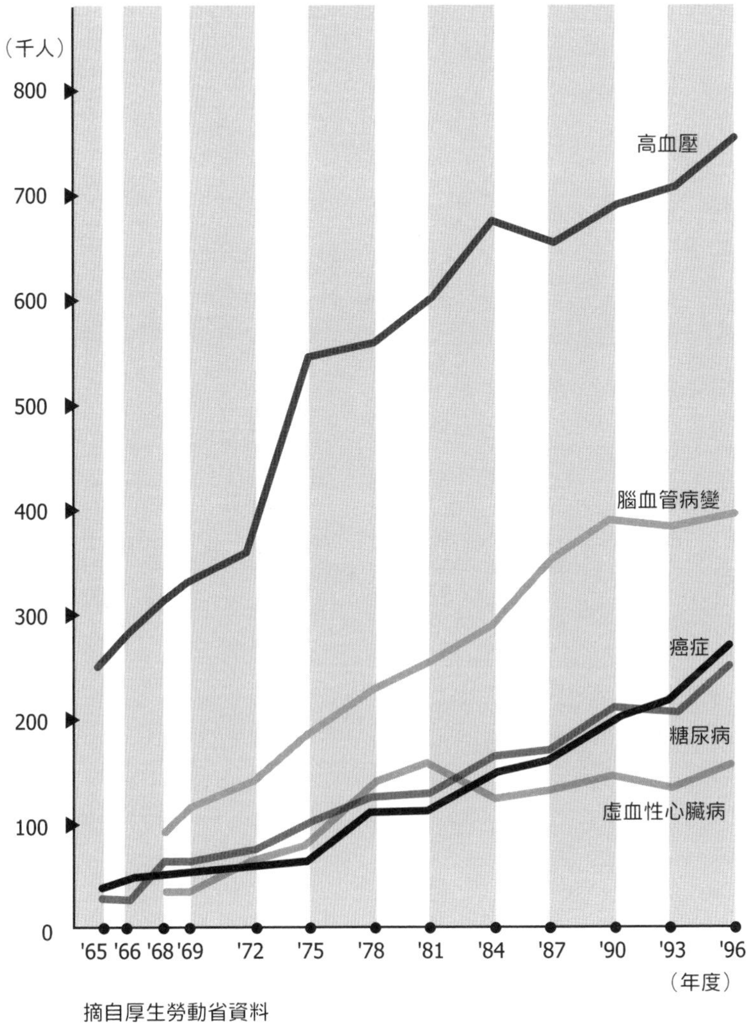

摘自厚生勞動省資料

目前日本已經修改了熱量攝取標準，但營養學的基礎依然是「多攝取營養」。「每天吃三十樣食物」也是源自這套營養學理論，但是每天要吃到三十種實在不容易，吃很多種類可能不小心熱量超標，餐費更是驚人。對獨居者或外食族來說幾乎是不可能的任務。

我們發現**現代營養學採用「多多益善」的加法原則**，所以要決定標準攝取量，例如蛋白質幾公克、碳水化合物幾公克、脂肪幾公克。

但同時要注意，**當這項營養學成為主流之後，生病的人就愈來愈多**。日本從昭和五〇年代（一九七六～一九八三年）起，癌症就長踞十大死因榜首。之後癌症病患還是不斷增加，目前日本大約有一百萬人罹癌，其中四十萬人即將喪命。

另外還有愈來愈多的生活習慣病，想必不少讀者也為了三高（高血糖、高血脂、高血壓）所苦。

最常見的生活習慣病就是糖尿病，日本約有八九〇萬名糖尿病病患，如果加上高風險族群可能多達二二一〇萬人。另外高血壓、高血脂又有四千萬人，代表中高年人口多少都有點生活習慣病。

而且過敏性皮膚炎之類的過敏疾病，也是從一九六五年之後才不斷增加。

甚至可以說，**當現在這套主流營養學開始流行之後，日本人就愈來愈多病痛**，或許有人會反駁，是因為平均壽命延長了才容易生病，但一個人延長壽命卻一身病痛，是最不可取的事情。

我想讀者看完本書之後應該可以理解，現代人實在太過迷信「吃東西要多多益善」了。

「不吃早餐頭腦會鈍」是謊言

我想，還是有人會懷疑「不吃早餐，腦袋有力氣運作嗎？」日本國內也有大學研究指出，不吃早餐的學生成績比較差。

進行這項調查的大學說明「大腦的能量來自葡萄糖，缺乏葡萄糖會降低思考與活動力」，推廣早餐派接受這種說法，認為早餐一定要吃才能補充葡萄糖。

但大腦的能量不只來自葡萄糖，加拿大的歐文斯博士做過一項實驗，想知道斷食的人靠什麼來供應大腦能量，結果發現葡萄糖只佔了能量來源的百分之三十，大腦會使用其他物質來產生能量。

因為人體有「糖質新生」（gluconeogenesis）機制。

糖質新生就是利用體內的胺基酸、乳酸、三酸甘油酯來製造葡萄糖，所以，**人體就算沒有攝取葡萄糖，大腦也可以獲得充分的葡萄糖**。

據說大腦消耗的能量佔人體總量的百分之十八到二十，如果以重量比來說算是很耗能的器官，但大腦要指揮整個身體，難免要耗能，這也可以證明大腦對人類來說有多重要。

這麼重要的大腦要是沒了能量，我們的身體會怎麼樣？在以前那個飢餓年代，人應該活不下來吧？假設沒有攝取葡萄糖，大腦就不能運作，人就會死，那人類不可能活到現在。

可見就算我們一兩天沒飯吃，身體還是會提供大腦營養。

那為什麼不吃早餐的學生成績比較差？我認為是因為吃早餐的學生作息比較正常，學習比較勤奮。倘若是一個堅信「早餐很重要，一定要吃」恪守規律的學生，當然會乖乖念書。

而老是睡到最後一分鐘才趕去上課，沒吃早餐就去上學的學生，準備考試應該也是臨陣磨槍。所以，這項調查只是比較兩種生活習慣不同的學生，不能算是精確的調查。

這項實驗只比較有沒有吃早餐，如果沒有挑選其他生活習慣都相同的學生來比較，就不能說是正確結果。

至於原本就有吃早餐習慣的人，突然不吃早餐確實有可能覺得渾身無力，頭暈眼花，但這只是不習慣，過陣子症狀就消失了。

習慣之後你會發現**不吃早餐反而頭腦靈光**，**手腳靈活**，**體力充沛不會累**。像我就是從早看診到晚也不會累，而且久久沒有生過病，但要是某天吃太多，隔天就會覺得身體沉重，倦怠無力。

所以無論用功的學生，或是辛勤的上班族，都應該不吃早餐才能讓腦袋更靈光。

不吃早餐會便祕!?

本章開頭提到人類的生理時鐘，每天早上排便是健康的一大關鍵，所以很多人會以為應該吃早餐，才能促進排便。

人類有種刺激便意的機制稱為「胃結腸反射」，當食物進入胃裡，就會傳遞訊號要大腸蠕動，將糞便送往直腸。任何腸道運作健全的人，只要進食就會引發便意，並不侷限於早餐。

但是**「胃結腸反射」並不一定要靠進食來觸發，其實只要一杯水就夠了**。只要胃膨脹起來就會觸發胃結腸反射，所以不必特地進食。

便意機制同時牽扯到另外一種激素，稱為絨毛素（Motilin）。

絨毛素是消化道所分泌的激素，可以促進消化道蠕動。通常**在餐後八小時左右，人餓了就會分泌絨毛素**，**刺激腸道蠕動**，**排出腸內的廢棄物**。

大家都有飢餓時肚子咕嚕叫的經驗，這就是絨毛素大量分泌的徵兆。飢餓時間愈長，絨毛素分泌量愈多，腸子也就清得愈乾淨。

「胃結腸反射」屬於神經反射，會促進蠕動，但不會強化所有腸道功能。所以用餐之後的排便，只是把消化完成的殘渣推出去，而不是整條腸子都乾乾淨淨。

我會在第四章詳細解釋，人體健康的前提是腸道乾淨，所以利用絨毛素刺激排便可以讓腸道更乾淨，身體也更健康。也就是說，**飢餓時間愈長愈好**。

所以，早上只要喝杯水就夠了。即使不進食，喝水之後過陣子自然就想排便。

早餐可能造成肥胖！

人體攝取食物之後就會進行消化吸收，食物分解出來的葡萄糖會被儲藏在脂肪或肌肉中，整個消化吸收的過程大概需要四到六小時。

糖分或碳水化合物含量較高的食物，會讓血糖迅速上升，身體也就要分泌較多胰島素。所謂血糖就是血液中的葡萄糖濃度，食物分解產生葡萄糖之後會先送到血液中，所以用餐後三十分鐘血糖值會達到最高峰。

胰島素的功能是將血糖轉存到肝臟、肌肉、脂肪細胞中，這樣可以降低血糖值，

吃太多造成血糖驟升驟降

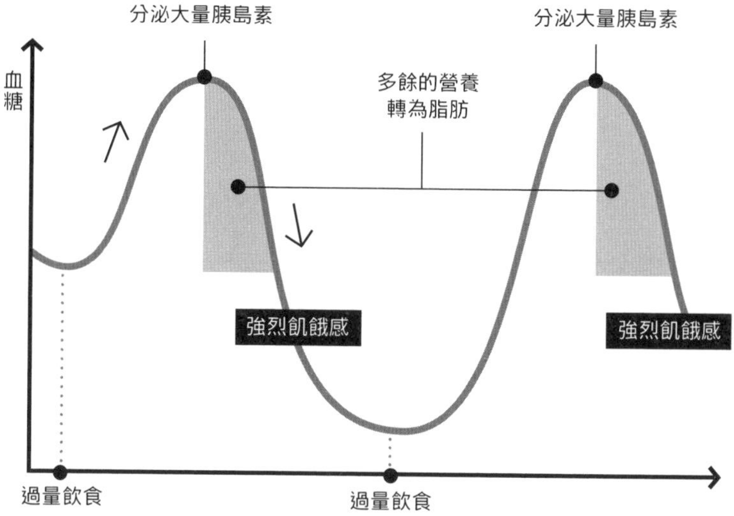

適量進食，血糖變化就和緩

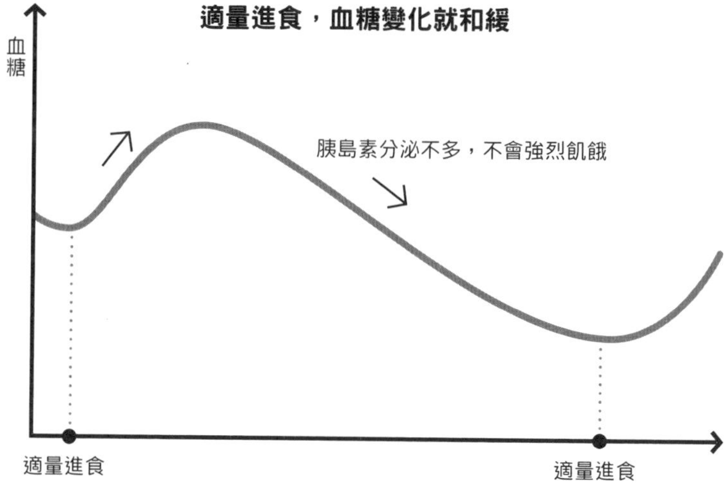

所以人一分泌胰島素就會覺得餓。其實人體就是這樣，消化吸收完成之後血糖降低，肚子就餓，而如果我們**吃太多糖，或者在消化吸收還沒完成又亂吃導致血糖降低，就會變得更容易餓**。

有人早上吃了豐盛的早餐，結果上午十點又想吃點心，或者喝了酒之後特別想吃碗拉麵。這就是因為早餐和酒菜吃了太多糖，血糖驟升驟降才會容易餓。

因此，上午肚子餓是因為前天晚上吃太多糖造成的異常狀況，也就是吃太多反而讓人肚子餓。

我的診所經常建議病患斷食，剛開始有人說「餓到受不了」，但過陣子就說「完全不覺得餓了」。

早上是排泄時間，本來就不應該感到強烈飢餓，所以上午肚子不餓很正常。不餓還硬要吃早餐，導致血糖驟升驟降而讓肚子容易餓，肚子餓就更容易吃太多。我每天幾乎都只有吃晚餐，但工作的時候幾乎不覺得餓過。

「肚子餓」並不代表身體需要營養，只是吃太多糖，血糖又降得太快。如果因為餓就一直吃身體不需要的東西，當然會變得愈來愈胖。

每天吃三餐的人如果突然減少用餐次數，有可能會餓到受不了，就好像為了減肥而把食量減半，或者不吃晚餐，總讓人格外難受。很多人因為餓過頭就猛吃，結果嚴重復胖。

那早餐呢？很多人早上一忙起來就懶得吃，應該比午餐或晚餐更不容易餓才對。而且不吃早餐，血糖不會驟升驟降，上午也就不會太餓了。

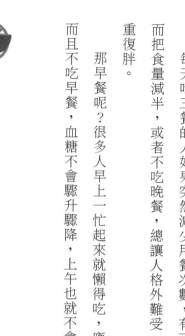

現代營養學理論讓人吃太多

日本目前所參考的營養學，是二次大戰結束後不久所建立的理論，然後從一九六五年開始廣為流傳。如果看當時的健康書籍，裡面會提到重勞動的工人每天建議攝取四千大卡的熱量。計算根據很簡單，成年人平均一天消耗兩千大卡，所以重勞動的人吃一倍也沒關係。

根據該理論，一般成年人每天攝取的熱量大概是一千八百到兩千大卡，但是前面也說過，就因為推行這樣的理論，愈來愈多人罹患肥胖、糖尿病、心肌梗塞、過敏等疾病。甚至**日本人的罹癌比率已經超過美國**。

現代營養學還鼓勵大家攝取多種營養，愈注重健康的人就愈相信「每天要吃三十種食物」，或許還會努力實踐。

但我們要在日常生活中每天攝取三十種不同食物，其實難如登天，不僅執行上有困難，**每天吃三十種以上的食物更是吃太多**。

如果是發育期的孩子，營養當然是愈均衡愈好，但是人年紀一大食量就少，還能勉強每天吃三十種食物嗎？只會有反效果而已。為了增加種類而增加菜量，讓人吃過頭，並衍生出前面提過的各種疾病。

無論多麼「健康」的食物，吃多了都會傷身體。愈來愈多人按照營養學理論來飲食，卻還是罹患生活習慣病，仔細想想就會明白，**我們深信不疑的飲食原則，其實隱藏著各種病因**。

早餐常見的飲料隱藏著病因！

早餐最常見的飲料就是牛奶。現代營養學認為牛奶能夠有效補充營養，而且從小到大都應該喝牛奶來補充鈣質。

但是許多研究也發現牛奶有毒。

牛奶所含的蛋白質之中有百分之八十七屬於酪蛋白（casein），那是一種膠狀的蛋白質，就好像木工用的強力膠經過稀釋那樣。說難聽點，喝牛奶就像喝白膠。

「哪有這麼誇張！」或許你會這麼說，但是研究已經證實酪蛋白的致癌性頗高，而且有強烈毒性。

號稱疾病調查權威報告的「中國營養研究」（一九九三年至一九九四年間發表）中，曾經對白老鼠餵食酪蛋白，研究酪蛋白的致癌性。兩組白老鼠分別餵食百分之五和百分之二十的酪蛋白飼料，經過數週之後發現，攝取百分之五酪蛋白飼料的白老鼠完全沒有罹癌徵兆，但攝取百分之二十酪蛋白飼料的白老鼠長出了許多初期癌細胞，而且是肝癌，真是太嚇人了（參考四十三頁圖表）。

學生的營養午餐也經常喝牛奶，而且很多人認為牛奶富含鈣質又營養，從小猛喝希望能長高。但是**牛奶中的鈣會與有毒的酪蛋白結合，變成非常巨大的分子，非常不好吸收**。就算吸收了這些巨大分子，也會在身體內各處形成鈣沉澱，容易引發膽結石和腎結石。

很多人不喜歡喝牛奶，喝了就拉肚子，那是因為這些人體內沒有酵素可以分解牛奶中的乳糖。

再來，**牛奶中的蛋白質還會搶走體內的鈣質**，本來為了長高而喝牛奶，結果反而造成骨質疏鬆，妨礙生長。

有些人小時候為了長高，每天喝一公升的牛奶，結果反而長不高；有些人天生就討厭喝牛奶，結果長得頗高。從牛奶的特質來看，這一點都不奇怪。

研究還發現**常喝牛奶的人，罹患乳癌的機率比一般人高七倍，前列腺癌比一般人高四倍**，美國伊利諾大學醫療中心也宣稱「喝牛奶的女性容易罹患乳癌」。另外像乳酪、優格這些由牛奶發酵製成的食品，酪蛋白含量更高，風險也更高。

牛奶導致乳癌的原因之一，就是含有大量的類胰島素生長因子IGF-1。最近發現IGF-1**這種物質如果量少，其實算是人體必需物質，但只要攝取過量就會打亂內分泌，引發內分泌相關癌症**。

乳癌、子宮（頸）癌、卵巢癌、睪丸癌、肺癌、膀胱癌、前列腺癌，據說這些內分泌癌都是因為攝取過多ＩＧＦ－１。

常有女性病患說「我沒抽菸還是得了肺癌」，肺癌也是一種內分泌癌，希望各位能了解攝取過量乳製品和動物性食物就會引發癌症。

最近日本國立癌症中心宣稱不吃早餐，腦中風機率會增加百分之三十，但其中完全沒有提到實驗對象的飲食與生活習慣。這些「不吃早餐而腦中風」的人很可能是攝取大量動物性蛋白質、乳製品和甜食，蔬果吃得非常少，又喜歡吃消夜。在設想不夠周全的情形下就發表，建議政府機關應該更謹慎才對。

「酪蛋白」會引發癌病變

酪蛋白含量與癌細胞發生數量

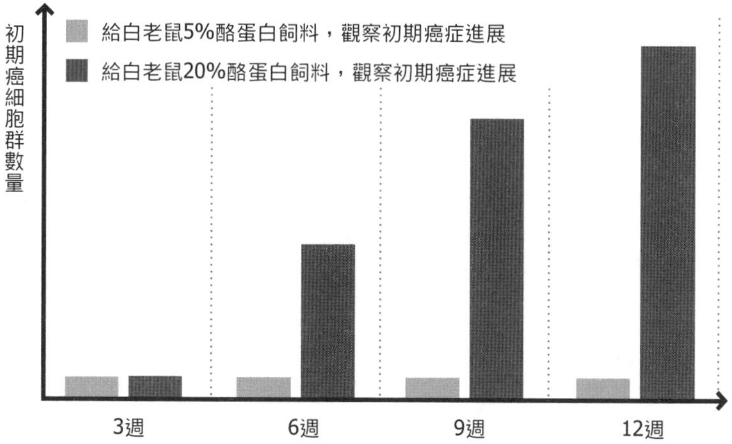

第100週的癌細胞生長狀況

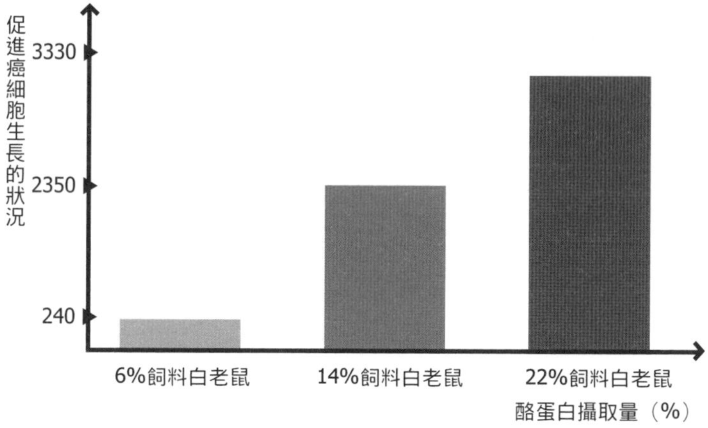

第二章

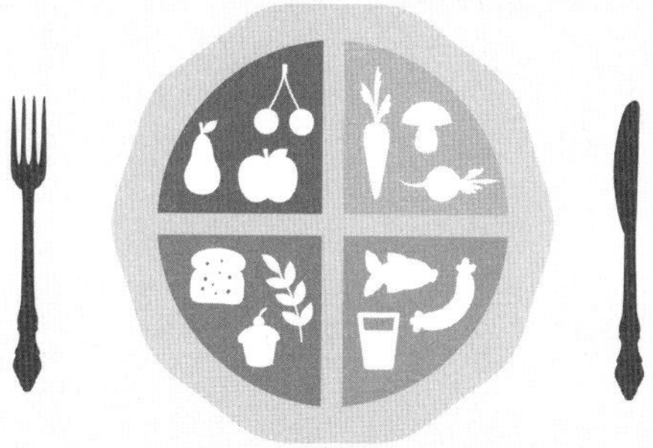

為什麼「早上斷食」可以解決身體不適

「早上斷食」才是真的有益健康

讀者看了第一章，發現吃早餐不僅無助於健康，還反而有害健康，肯定大吃一驚。別懷疑，吃早餐就是會對身體造成負擔，甚至引發疾病。

以前認為吃早餐有益健康，現在發現剛好相反，吃驚也是難免。想必很多人為了健康著想，百忙之中還是撥空吃早餐，或者為家人準備營養豐富的早餐。

但是各位請放心，只要從現在開始習慣「早上斷食」，對身體真是好處多多。如果你和家人正**煩惱疲勞**、**倦怠**、**肩頸痠痛**、三高、**過敏等毛病**，**只要立刻開始「早上斷食」**，**這些毛病將離你們遠去**。

為什麼「早上斷食」有益健康？關鍵就在於「酵素」，後面會詳細說明，人體運作少不了酵素，甚至可說酵素是人類生存最大的關鍵。所以要是酵素不夠，我們的身體立刻就會出現各種毛病。

有個方法可以輕鬆維持酵素充足，保護身體健康，那就是「早上斷食」。

早上斷食的方法

※早上起床之後喝杯水

喝水不能一口氣猛灌，要先含在嘴裡，咀嚼三十下再吞下去。藉此可以分泌唾液，唾液裡的過氧化酶（peroxidase）可以減少活性氧，避免癌症與生活習慣病。

※怕冷的人可以喝一杯稀飯湯

覺得稀飯湯沒味道，可以加顆酸梅。喝的方式也是含住一口，咀嚼三十下再吞下去，最後才吃酸梅。

人類生命活動少不了「酵素」

看到「早上斷食」作法這麼簡單有沒有嚇一跳？只要不吃早餐，改喝一杯水，其他跟平常完全相同。午餐和晚餐沒有嚴格限制，晚餐最好在下午七點前吃完，如果沒辦法趕在七點吃完，請注意就寢前三小時不要進食。只要這麼做，就能揮別你長年以來的老毛病。

多年來每天吃早餐的人，通常很難習慣不吃早餐，就先試一天看看。你會發現沒有想像中那麼餓，但卻更有精神。

日本號稱全世界平均壽命最長的國家，但也有愈來愈多人受生活習慣病與癌症折磨。愈來愈多中老年人罹患生活習慣病，癌症人口也逐年增加，據說目前每三個日本人就有一個罹癌，未來可能增加到每兩人就有一人。各位身邊想必也有不少親朋好友，老是跑醫院治療生活習慣病，每天拿藥當飯吃。

但如果真的要長壽，當然還是健康長壽最好。如果每天拿藥當飯吃，臥病在床下不來，無論活多久都是折磨。

要怎麼過健康人生，安享天年呢？我建議第一步就從「早上斷食」開始，而其中關鍵就是「酵素」。

酵素是人類生命活動不可或缺的物質，人體大約由一百兆個細胞（從前認為是六十兆，最近美國研究顯示有一百兆）所組成，每個細胞在死亡之前大概要進行一百萬次各種不同的化學反應，而化學反應的觸媒就是酵素。

人體三大營養是碳水化合物、蛋白質與脂肪，相當於汽車的汽油，而酵素則是汽車電瓶。就算汽油加滿了，電瓶沒電還是無法發動。人類也是一樣，無論吃下多少東西、攝取多少營養，沒有酵素什麼都不能做。不能呼吸、不能眨眼、不能說話、不能聽音樂、不能咀嚼也不能消化。

說得更專業一些，包括人類在內的所有地球生物，都需要酵素才能進行體內的化學反應。有酵素才能產生能量、代謝細胞、修復組織、排泄有害的毒素與廢棄物。所以，**我們沒有酵素就活不下去**。

號稱酵素之父的美國教授愛德華・豪威爾（Edward Howell）把酵素稱為「生命之光」，可見酵素對人體有多麼重要。

所有生物的基礎在於ＤＮＡ和酵素

地球上所有生物都是由酵素與ＤＮＡ組成。

酵素的主體是胺基酸，具有生命力，大小僅有五到二十奈米（一奈米等於百萬分之一公釐），用一般顯微鏡也看不到，所以人類很長一段時間都沒有注意到酵素的存在與功能。

豪威爾教授正是史上第一個宣稱「酵素是人類生命活動最大關鍵」的人。他在一九八五年發表了嘔心瀝血的巨作《酵素全書》（*Enzyme Nutrition*），也就是說人類認識酵素的歷史不過三十年。

我看了這本書後茅塞頓開，這才相信一**切疾病的源頭都是少了生命所不可或缺的物質「酵素」**。

後來我根據酵素營養學來進行酵素療法，就連**癌症末期、重度慢性病的病患，也都接連恢復健康**。而酵素療法的其中一項，就是「斷食」。

體內酵素負責消化與代謝

各位看到這裡應該知道「酵素」是人體不可或缺的物質，非常重要，但為什麼「斷食」會有治療身體的效果呢？讓我解釋酵素的種類，讀者便能理解。人體內的酵素超過兩萬種，每種酵素都有不同的功能，大致可以分為「消化酵素」和「代謝酵素」兩大類。

「消化」和「代謝」都是日常生活中常見的名詞，讀者是否了解兩者正確的意義？

「消化」就是將三大營養素（碳水化合物、蛋白質、脂肪）分解為消化道可以吸收的小分子，如果消化不順暢，無論吃了多麼營養的食物，都無法利用其中營養。消化的意義就是將吃下去的食物轉換為可以吸收的狀態，**消化酵素則是用來消化食物**，

體內「消化酵素」與「代謝酵素」的均衡

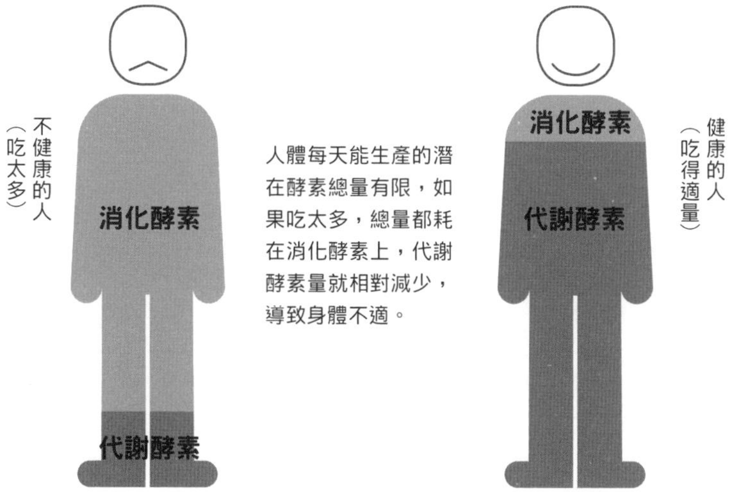

人體每天能生產的潛在酵素總量有限，如果吃太多，總量都耗在消化酵素上，代謝酵素量就相對減少，導致身體不適。

身體要吸收營養就少不了消化酵素。

另一方面，「代謝」是生物體內所有化學反應的總稱，比方說腸子從吸收來的營養中提煉出能量，修復或汰換老舊的細胞（器官、骨骼、肌肉），調整免疫和內分泌系統，保持神經穩定都算在內。說得更清楚些，我們身上看得見的動作（眨眼、笑、流淚）、看不見的動作（心臟跳動、血液循環），都算是代謝。所以**體內由大到小的所有生命活動都少不了代謝酵素**。

豪威爾教授將兩種酵素一併稱為「潛在酵素」，**它們並不是兩種完全不相干的物質，而是先有通用的潛在酵素，再按照需求分配為消化酵素或代謝酵素，在體內發揮各種功能**。

兩者都是生命不可或缺的物質，而重點就在於均衡，因為一種多了，另一種就會變少。怎樣的狀態才算健康？就是**消化酵素的比例要低**。

為什麼「斷食」有益健康

聰明人應該想到了，酵素療法中的「斷食」就是運用這個原理。

其實道理很簡單，如果你不吃早餐，身體就不需要消化任何東西，也就用不到消化酵素。潛在酵素不必分配給消化酵素，就可以製造更多代謝酵素。

前面提過代謝酵素是所有生命活動的基礎，維持健康的關鍵，不吃早餐可以增加代謝酵素量，當然就更加健康。

如果我們用掉太多消化酵素，就會缺乏代謝酵素；而如果不浪費消化酵素，身體就能生產足夠的代謝酵素。

當我們長期暴飲暴食，浪費消化酵素，能用的代謝酵素就愈來愈少。現代人幾乎都在浪費消化酵素，代謝酵素長期缺乏，代謝活動停滯緩慢，結果就是免疫力降低，能源循環不佳，排泄不順暢。接著就是身體發生各種小毛病，變得肥胖，小病變大病，老得更快。

如果想要活得健康又長壽，最大的秘訣就是製造大量代謝酵素，維持順暢的代謝功能。

請回顧你的日常生活，有沒有不小心就暴飲暴食？就算食量正常，**有食品添加劑**

或人工糖精的食物一樣會消耗大量消化酵素。如果經常吃超商或速食，不僅會缺乏維生素和礦物質，還會用光你的酵素。

有不少老人家經常跑醫院拿藥吃，其實，**藥物也會消耗大量酵素**。

健康少不了代謝酵素

究竟該怎麼保持健康又長壽呢？關鍵就在於代謝酵素，根據前面的解釋，代謝就是「將某樣物質轉換為另一種物質的化學反應」。人體內大致有以下四種代謝。

1. 組織的更換與再生（新陳代謝）

2. 排泄與解毒
3. 產生能量與運動
4. 免疫力與修復

四種代謝的相互關係密不可分。

首先，「組織的更換與再生」通常稱為新陳代謝。人體內的組織細胞每秒都在不斷變化，絕對不會停滯，要是新陳代謝不順暢，人就易胖而瘦不下來。另外，皮膚也會新陳代謝，要是代謝酵素沒發揮功能，皮膚就會又皺又鬆，傷口也很難癒合。

第二，「排泄與解毒」是將體內多餘物質排出體外。人體排泄物絕大多數會隨著糞便、尿液、汗水排出體外。當食物被腸胃消化、吸收營養，剩下的殘渣就是糞便的主要成分，但就算斷食也一樣會排便，因為人體中被淘汰的老舊細胞會流入腸道中形成糞便，也稱為「宿便」。

人體主要是由肝臟進行解毒，顧名思義，解毒就是將體內毒素轉為無害物質，如果解毒不順暢就會百病叢生。要是解毒與排泄都不順暢，身體就會囤積過量的內臟脂肪。

第三，「產生能量與運動」是在體內產生生命活動所需的能量，並且使用這些能量。如果代謝不順暢，能量生產效率就差，身體毛病也就多。所以要是缺乏代謝酵素，人就會倦怠疲勞。

最後，「免疫力與修復」對健康影響相當大。如果我們慢性消化不良，代謝停滯，就會大小病不斷，從感冒到癌症都有可能上身。

據說人一輩子大約有十億次產生癌細胞的機會，但實際上並非每個人都罹患癌症，因為我們體內的免疫系統會避免癌細胞增生。但本書已經重申多次，平時暴飲暴食會浪費有限的消化酵素，減少代謝酵素，這會讓你代謝遲緩，前面四個維持健康的代謝作用都不順暢，那就提高了罹癌的風險。

「早上斷食」可以提升代謝酵素功能！

重申一次，我認為現代人真的吃太多，牛排、天婦羅、拉麵、燒肉、義大利菜，很多人每天都在吃這些需要消耗大量消化酵素的東西，讓腸胃等消化器官哀鴻遍野。至於愛喝酒的人則是逼肝臟超時加班，精疲力盡。

如果要讓這些疲倦無力的器官獲得休養，恢復正常，最好的方法就是「早上斷食」。

其實斷食一整天也不錯，但整天斷食不太能夠維持正常生活，所以我建議從簡單的早上斷食做起。早上斷食的優點是**減少食量**、**節省消化酵素**、**休養內臟**、**提升代謝酵素功能**。

早餐斷食可以讓**胃**、**小腸**、**大腸**、**肝臟**、**腎臟**、**心臟**、**肺等內臟獲得休養**，**還能**

排泄細胞中囤積的脂肪和膽固醇。

另外，早上斷食還可以**排掉黏在大腸壁上的宿便**，第四章會詳細說明，長期累積的宿便會釋放腐毒，汙染血液，引發各種疾病。而第一章提過的絨毛素，就可以幫助排泄宿便。

絨毛素是消化道所分泌的激素，具有清除宿便的功能。只要我們連續八小時以上沒有進食就會分泌絨毛素，而且空腹時間愈長分泌愈多。我們必須利用絨毛素的功能，才能排掉黏在腸子裡的宿便。後面還會建議各位不要使用瀉藥來解決便秘，因為瀉藥會浪費珍貴的酵素，甚至有害健康，請靠斷食來對抗便秘。

只要試過「早上斷食」，肯定會覺得身體變得更健康，還有人擺脫了肩膀痠痛、頭痛、腰痛、打呼等老毛病。

有些人一開始嘗試早上斷食會發生不適，稱為好轉反應（治療過程中的暫時性症狀，包括頭痛、噁心、全身倦怠、腹瀉等等），但過陣子就會好了。

節省消化酵素有益健康

想要促進代謝，重點就是避免消化不良，所以接下來要仔細解釋消化機制。

消化的用意就是將食物中的營養分解為最小單位，方便人體吸收。人體所需的三大營養素包括碳水化合物、蛋白質與脂肪，同時還有調節生理機能必須的維生素與礦物質。

另外，食物纖維可以幫助排除體內廢物，植物化學物質（phytochemical）具有優良的抗氧化功能，水是身體的重要元素，酵素則是維持健康必須的物質。

其中維生素、礦物質、植物化學物質和酵素的分子都很小，不需要消化就能直接被人體吸收。食物纖維則不會被消化吸收，堆積在腸道中幫助排泄廢物。

所以，消化過程中問題最大的就是三大營養素，碳水化合物、蛋白質和脂肪。

三者被分解的最小單位分別是葡萄糖、胺基酸和脂肪酸，沒有分解成這三種物質就無法順利吸收，無法成為養分。

分解與吸收的過程是怎麼一回事呢？

人體消化道由口腔、咽頭、食道、胃、十二指腸、小腸、大腸、升結腸、橫結腸、降結腸、乙狀結腸、直腸、肛門等十三個器官所組成，每個器官都有複雜的功能。食物從口腔進來，由各個消化器官進行消化，轉為最小單位後被小腸吸收，無法消化的纖維殘渣就轉為糞便。

我們仔細看看，食物先在口中咀嚼碎裂，往食道移動，食道不僅用來通過食物，還可以進行肌肉蠕動推擠食物，把食物擠扁方便塞進胃黏膜的皺褶之間。這種消化稱為「**物理消化**」。

消化道中還會利用酵素進行「**化學消化**」。口腔會分泌唾液，唾液含有澱粉酶可以分解碳水化合物，如果我們多多咀嚼白米飯，會漸漸感覺到甜味，這就證明澱粉酶在分解碳水化合物。**很多人是為了減肥或預防癡呆症才細嚼慢嚥，但細嚼慢嚥最大的**

主要消化酵素與其功能

器官	酵素	功能
唾腺	唾液澱粉酶（α-澱粉酶）	大致分解碳水化合物
胃黏膜下層	胃蛋白酶（pepsin）	大致分解蛋白質
小腸	胺基胜肽酶（aminopeptidase）	將蛋白質分解為聚胜肽（胺基酸聚合物）
	二胜肽酶（dipeptidase）	將蛋白質分解為二胜肽（兩個胺基酸的聚合物）
	乳糖酶（lactase）	將乳糖分解為葡萄糖與半乳糖（galactose）
	磷酸水解酶（phosphatase）	軟化脂肪中的磷酸鹽
	麥芽糖酶（maltase）	將麥芽糖分解為葡萄糖
	蔗糖酶（sucrase）	將蔗糖分解為葡萄糖與果糖
胰臟	胰澱粉酶（amylase）	將澱粉分解為葡萄糖
	胰蛋白酶（trypsin）	將聚胜肽分解為胺基酸
	胰凝乳蛋白酶（chymotrypsin）	將聚胜肽分解為胺基酸
	脂肪酶（lipase）	將三酸甘油酯分解為脂肪酸

功能還是讓消化酵素發揮功能。

胃會分泌胃酸與蛋白酶（pepsin）來分解蛋白質。

當食物離開胃前往十二指腸，已經呈現粥狀。十二指腸裡面有胰臟分泌的胰液，胰液含有消化酵素，可以消化碳水化合物、蛋白質和脂肪。胰液中的脂肪酶（lipase）就可以分解脂肪。

我們知道食物從口腔到小腸的過程中經過消化分解，轉為最小分子營養素被小腸黏膜吸收，吸收之後由肝臟代謝，送往全身維持生命功能。

無法消化的食物就進入大腸，由大腸內的細菌來分解，稱為「**生物消化**」。**消化就分為「物理」「化學」「生物」三種，其中「化學消化」就要用到消化酵素**，化學消化的消化力遠高於物理消化，比方說消化碳水化合物和蛋白質，就要切斷長長的分子鍵結。

尤其以蛋白質來說，就有五十個以上的胺基酸串在一起，像佛珠一樣長。要把這麼長的蛋白質分子切成可以吸收的胺基酸，需要消耗大量消化酵素，所以肉的消化時

三大營養素的消化機制

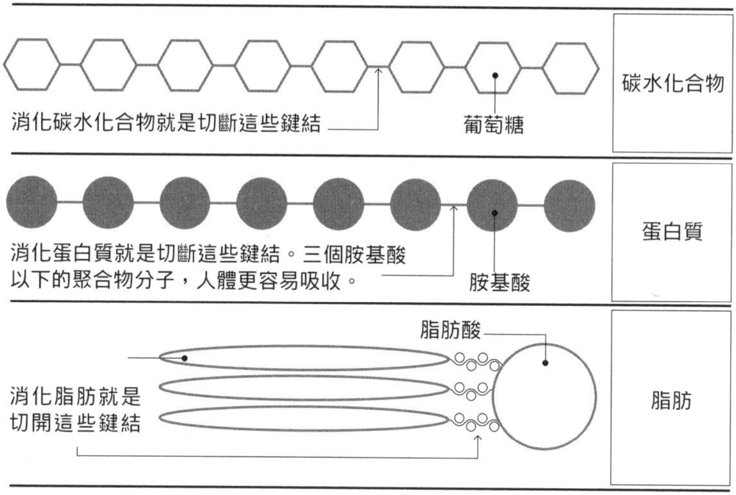

摘自丸元淑生著《圖解 多彩的營養學》部分修改

間會比米飯更長。

消化脂肪也要消耗大量酵素。許多食物含有三酸甘油酯，結構上是從甘油酯長出三個脂肪酸分支，要切斷三個分支才算消化完成。

也就是說碳水化合物、蛋白質或脂肪攝取太多，會消耗大量消化酵素，代謝酵素就不夠用了。

前面提過消耗大量酵素會讓身體負擔沉重。**吃得愈**

多，**消化酵素用得愈多，健康當然就愈糟**。

大量消耗個一天、兩天還好，但如果長期大量消耗消化酵素，就會長期缺乏代謝酵素，進而引發疾病。如果要減少消化酵素的用量，讓代謝酵素順利運作，請先試著「早上斷食」，然後避免暴飲暴食。後面還會提到，以生菜、水果、發酵食品作為飲食主軸也很重要。

為什麼早上斷食是最佳斷食法？

為什麼斷食不挑中午或晚上，而要挑早上呢？這跟第一章提到的生理時鐘有很大的關係。

人體在深夜到清晨期間會進行吸收與代謝，即使睡了還是會繼續保持健康。到了早上，活動胃腸來排泄沒有吸收完的殘渣（糞便、尿液、廢物），這時候酵素要養精蓄銳，準備在補充營養的時候上戰場。

身體都要休息了，卻吃了吐司配火腿蛋、米飯配烤魚之類的豐盛早餐。而且早上又匆忙，沒有細嚼慢嚥就吞下肚，吃下大量碳水化合物、蛋白質和脂肪，必須消耗大量酵素來消化，當然只能逼休息中的酵素開工。

而且早上的腸胃還沒有完全清醒，無法發揮全力，這就成了消化不良的主因。使用酵素同時要消耗大量能量，所以吃個豐盛早餐代表一大早就要消耗許多能量，這當然就撐不到晚上。可以說吃早餐反而讓你一早就沒精神，中午想睡覺，而且怎麼睡都還是累。

另外，吃早餐會造成血糖驟升驟降，更容易肚子餓，午餐和晚餐都會吃過頭。長期浪費酵素，這樣下去當然身體毛病就多，小病變大病。

所以，吃早餐會造成酵素不足，有損健康，**如果想要健康，基本上一天只要吃兩餐，早上喝水就夠了。**

按照生理時鐘來看，補充營養與消化的最佳時段是中午到晚上八點之間。在這個時段進食，晚上開始吸收與代謝，隔天排泄廢物，才是正確的生理時鐘。也就是說吃飯時間最好在中午到晚上八點之間，正好是午餐與晚餐，吃了也不會對身體造成過度負擔。

如果晚上八點之前就吃完晚餐，到隔天中午之前都不吃飯，那麼就是斷食十六個小時，比半天再長一點。

食物從攝取到消化完成大概需要半天，但如果一天吃三餐，每餐間隔只有五到六小時，上一餐的食物還沒消化完成又要再吃一餐，等於身體不斷在進行消化，那麼就沒有酵素可以分配給代謝使用了。

執行「早上斷食」等於每天都可以斷食半天，休養消化器官，讓酵素有時間做該做的代謝活動，非常合情合理。

如果要清理全身細胞所囤積的髒汙，讓細胞恢復活力，唯一方法就是斷食。**法國**

人認為斷食是相當好的治療方式，稱之為「不用開刀的手術」，我的診所也建議病患執行酵素輔助斷食。

酵素輔助斷食有很多好處。

- **保存潛在酵素**
- **讓腸道等消化器官獲得休養**
- **清理腸內環境**
- **清潔血液，暢通血流**
- **提升免疫力**
- **排出體內囤積的毒素**
- **消除身體的緊繃與痠痛**
- **促進呼吸與循環系統功能**
- **讓人睡得好，醒來神清氣爽**

這些好處能夠大大預防或改善疾病。

身體不舒服的時候斷食，效果最好!?

野生動物在身體不舒服的時候什麼都不想吃，而有養寵物的人一定清楚，寵物在身體不舒服的時候也是不肯吃飼料，頂多啃啃雜草。

但人生病了總會聽別人說「吃點東西才好得快」，甚至醫師會建議「吃點營養美味的東西才有精神」，但實際上**不吃東西才是恢復健康的正確方法**。

請想想，你也許是個美食客或大胃王，但感冒了應該也沒胃口。那是因為身體給我們一個警訊說：「現在我要出動代謝酵素對抗病菌跟病毒，盡量不要使用消化酵素喔。」所以，**身體不好的時候胃口自然也差，這時還勉強吃東西簡直是本末倒置**，違背了身體本能。

消化必須消耗龐大能量，據說消化一餐相當於跑全馬。既然身體都病了，還讓身體幹這種苦工，這不是很奇怪嗎？

即使是感冒生病了，早上斷食一樣有效，只要消化器官沒有負擔，酵素就能發揮力量恢復健康。

所以動物們天生就知道，身體不適的時候就該斷食保留體力，提升免疫力，迅速恢復健康。野生動物不需要吃藥，而**我們生這麼多病，大多數原因都是吃太多**。

人一生的酵素產量有限

各位讀者應該已經清楚，想維持身體健康的關鍵就是盡量少用消化酵素，多讓酵素發揮代謝功能，這是所有生物共通的事實。

我們還要多了解一件事，就是**體內的潛在酵素產量會隨著年齡增長而減少**。

研究發現，人體生產酵素的能力在二十歲達到顛峰，過了四十歲則迅速降低。人體固然每天都會生產酵素，但一輩子的總產量有限。比方說，年輕時不管白天有多累，晚上睡個覺，隔天又是一條好漢。但人到中年，就算睡再多還是一樣累。這是因為體內的潛在酵素產量減少，每天又過量使用潛在酵素，所以代謝酵素的量就不夠了。

另外，應該有不少人酒量不好，或是吃太油就拉肚子，這證明你體內的消化酵素功能已經衰退。要是酵素衰退了還照常吃喝，就得消耗掉更多消化酵素，代謝酵素更加匱乏，破壞身體健康。

剛出生的嬰兒，體內酵素量是老年人的數百倍。我們一輩子只能生產一定量的酵素，產量在日常生活中不斷衰退，最後生病死亡，這就是人生。所以最重要的就是不要浪費酵素生產力。

而且酵素的品質也會隨著年齡退化。美國芝加哥麥可里斯（Michael Reese）醫院的梅耶博士率領研究團隊研究唾液中的酵素活性，發現六十九歲的人比年輕人要弱三十倍，可見**酵素的能力也會隨著年齡衰退**。

如果用手機電池來舉例就好懂了。手機剛買的時候電池可以撐很久，但久了之後怎麼充都用不久。電池的容量會愈充愈少，人體內的酵素功能也會愈來愈弱。

再以手機來舉例，如果每天都開機用很久，電池壽命消耗就很快，最後無法使用。如果我們的**生活習慣惡劣**，**不斷浪費潛在酵素**，**就會比你想像中死得更早**。

現代人的「八分飽」就是吃太多！

日本有句俗諺說「吃八分飽免求醫」，可見古人早就體認到吃太多的害處。江戶時代的學者貝原益軒在著作《養生訓》中發明「八分飽（腹八分）」一詞，然而在他所生活的江戶時代初期，日本人每餐只有簡單的一菜一湯或兩菜一湯，與現代大不相同。如果套用到現代，人們應該把食量減至三分之二才像話。而「早上斷食」的理論也正好是把三餐減為兩餐。

更進一步來說，人體生產的酵素會隨著年齡增長而減少，不可能一輩子都吃「八分飽」，尤其現代人飲食熱量高，只有**三十歲以下的人才能吃八分飽。三十到四十幾歲的人應該吃七分飽，五十到六十幾歲的人吃六分飽，七十歲以上者為了健康只能吃五分飽。**

最近基因研究日新月異，學者不斷分析基因中的長壽因子，結果證實**減少食量能夠延長壽命**。

學者用平均年齡四十歲的獼猴來做實驗，發現飲食熱量低的獼猴，壽命較長，毛色也較漂亮。另外以白老鼠做實驗，也證明低熱量飲食可以延長壽命。

因為減少食量可以減少體內產生活性氧，更重要的是腸道更健康，人也就跟著健康。人體一天所需的熱量，會隨性別、年齡與活動量而改變，很難訂出統一標準。所以最好別吃早餐，一天簡單吃兩餐就好。「早上斷食」做起來一點都不難，反正早上起床本來就很忙，放棄匆忙的早餐就有時間慢慢看報紙。剛起床肚子明明不餓，放棄無謂的習慣性早餐，整天都不會倦怠嗜睡，保持神清氣爽。午餐和晚餐可以保持原狀，完全無壓力。

請務必從明天早上開始「早上斷食」。

檢查你的「酵素力」

目前你體內的酵素夠用嗎？如果你覺得容易累、肩膀痠痛、腰痛、怕冷、便祕或腹瀉、睡不好，就證明你缺乏酵素。

而且缺乏酵素會無精打采，渾身無力，連心情都開心不起來。

請用下一頁的檢查表來檢查你的潛在酵素量（酵素力），如果檢查發現你酵素不夠，就必須立刻檢討你的飲食習慣與生活方式。

先執行「早上斷食」，過陣子再做一次「酵素力」檢查，必定會有所改善。

檢查你的「酵素力」

如果有以下症狀，請打✓

項目	打勾	項目	打勾
有便祕（沒有每天排便）	□	容易水腫	□
容易腹瀉	□	容易流鼻水、鼻塞	□
糞便或放屁很臭	□	容易咳嗽、喉嚨腫痛	□
長期疲勞倦怠	□	舌頭、牙齦、嘴唇容易腫脹	□
胸口灼熱	□	容易有蕁麻疹、痘子、皮膚癢	□
吃完就想睡，整天都想睡	□	頻尿或少尿	□
腰酸背痛、肩膀痛、關節痛	□	多汗或少汗	□
頭痛、昏沉	□	不專心或健忘	□
眼花、耳鳴	□	容易煩躁	□
失眠、半夜易醒	□	心悸或胸痛	□
眼睛多血絲、有黑眼圈	□	生理期不順、不舒服	□

↓

0個✓	酵素力滿分的健康人，請維持你的飲食習慣。
1～3個✓	酵素力標準，想保持健康請立刻開始「早上斷食」。
4～6個✓	消化酵素不夠，酵素力較為低落，請靠「早上斷食」逐一改善症狀。
7個✓以上	消化酵素與代謝酵素都不夠。除了早上斷食，建議再採用第五章所介紹的進階斷食法。

第三章

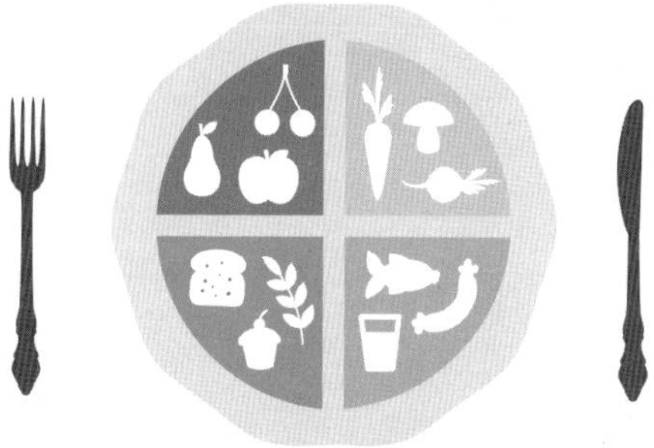

酵素吃多多，疾病遠離我

這些生活習慣會浪費酵素！

日常生活中有很多浪費酵素的原因，尤其現代人壓力沉重，身體經常產生活性氧，分泌大量壓力激素，對健康造成各種不良影響。活性氧是傷害健康的一大要素，人只要活著，所有細胞都會產生活性氧，活性氧對身體的壞處多達兩百種。

活性氧究竟是什麼？人體以呼吸攝取氧氣，要生產能量的時候就要燃燒氧氣，氧氣燃燒之後的殘渣就是活性氧。另外當人感受到壓力，就會分泌腎上腺素來對抗壓力，而腎上腺素的製造與分解過程也都會產生活性氧。

當我們吃下防腐劑之類的食品添加物，解毒過程就會產生活性氧，而過度抽菸喝酒也會產生活性氧，不過，**酵素也可以消除活性氧來維持健康**。另外像**熬夜、日夜顛倒、缺乏運動等這些不良生活習慣都會浪費酵素。常吃速食、泡麵、零食、劣質油、**

燒烤煎炸、拉麵等食品也會浪費酵素。

吃得不好，腸道幾乎百分百會佈滿腐壞菌，腐壞菌繁殖愈多就愈容易感染疾病。白血球之中的中性球就負責對抗這些腐壞菌。

中性球可以擊退多種細菌，但你想不到中性球的武器竟然就是活性氧。活性氧有殺死細菌的能力（市面上的雙氧水其實就是活性氧液體），但如果活性氧產量太高，殺死細菌之後就會傷害全身的細胞。所以我們不能一直吃垃圾食物。

糟糕的飲食習慣不僅會讓重要的消化工作變得更辛苦，還要浪費大量消化酵素，有再多酵素都不夠用。就算現在感覺還很有精神，長久下來肯定會生病。

酵素少了可以從外界補充

前面說過，人體內的潛在酵素量，會隨著生活習慣與年齡變化而慢慢減少。如果放任酵素減少，人就會生病。

該怎麼避免酵素減少呢？重點就是**攝取食物中的酵素，盡量保持體內酵素充足**。

「人體攝取了外來酵素，那體內酵素不就沒用了？」由於攝取外來激素會破壞內分泌，想必有人擔心酵素是不是也一樣，不過攝取外界酵素對身體來說可是多多益善。

水果、魚肉，幾乎所有食物都含有食物酵素，但只要加熱到攝氏四十八度以上就會被破壞，所以必須以「生」的食物來攝取酵素。人體內原有的潛在酵素（消化酵素與代謝酵素）稱為「體內酵素」，從外界攝取而來的稱為「體外酵素」。

酵素有許多種類

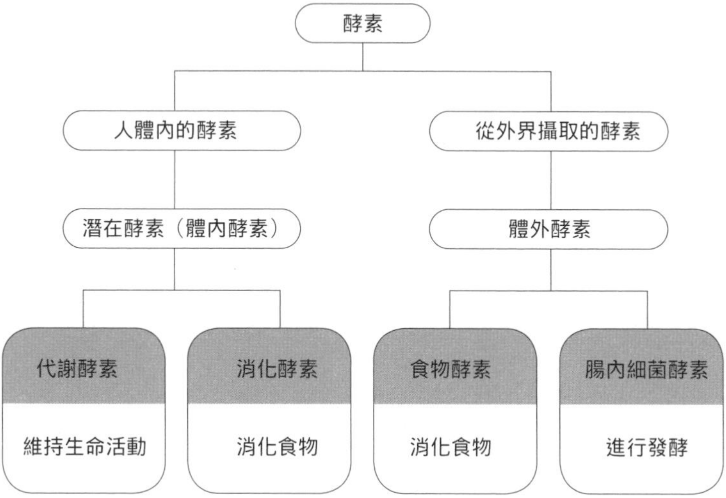

體外酵素包括食物酵素，還有腸內細菌酵素。腸道中的好菌（如乳酸菌和比菲德氏菌）會以我們吃下去的部分食物來生產各種有益健康的產物。這是因為**腸內好菌有酵素，而且好菌生產酵素的能力是人類的一百五十倍以上。**

如果要避免身體缺乏潛在酵素，除了注意生活習慣之外，還要從外界攝取鮮活的酵素，提升免疫力與自然治癒力，自然能夠常保健康。

如何攝取活酵素？

生鮮的蔬菜水果含有豐富的酵素。之前有一派說法認為「蔬菜煮過體積會縮小，可以吃得更多，進而攝取更多的維生素與食物纖維」。沒錯，有些蔬菜加熱之後有更高的營養價值，也更容易消化，但酵素被煮過就死光了。

絕大部分酵素都是由蛋白質所構成，受到高溫或強酸、強鹼就會改變結構，所以我們只能吃**生的東西才能攝取活酵素**。任何煮熟的食物，裡面的酵素都已經沒用了。**加熱過的蔬菜，酵素就會死光，可以抗老的植物化學物質（抗氧化成分）也減少許多**。所以，就算是每天吃很多蔬菜的素食者，吃太多煮熟的菜還是會缺乏酵素。

有不少癌症病患說「我每天都吃很多蔬菜」，我問他們怎麼吃，大多是煮熟了吃，幾乎沒有吃生菜。

並不是所有菜都適合生吃，但是可以在午餐和晚餐之中加入一份生菜，設法攝取更多生菜。如果有吃零食習慣的人，可以將零食改為水果。

「早上斷食」的早餐時間只能喝水，有些人受不了。也有些人希望能攝取更多酵素，我建議這些人將早餐換為「生菜加水果」。

蘋果泥治感冒，也是酵素的功勞

生菜與水果不僅含有豐富酵素，還有維生素、礦物質和植物化學物質。切大塊吃很不錯，但「削成泥」更能發揮功效。

日本人流傳「感冒要吃蘋果泥」「胃不舒服要吃白蘿蔔泥」「咳嗽要吃蓮藕泥」，可見日本人喜歡用蔬果泥來保養身體。原本這只是老祖宗的養生智慧，但最近研究顯示**蔬果泥可以活化酵素，讓功能強化兩到三倍**。

適合以泥狀食用的蔬果包括白蘿蔔、蕪菁、薑、胡蘿蔔、小黃瓜、蓮藕、山藥、洋蔥、大蒜、馬鈴薯、高麗菜等等。

白蘿蔔、蕪菁、薑、胡蘿蔔磨成泥之後，不僅可以強化酵素功能，還可以強化抗氧化物質的功能。

目前日本流行蔬果昔健康法，這也可以攝取大量的蔬菜水果。**每種蔬菜水果含有不同的酵素，因此我建議用兩、三種蔬果製作蔬果昔，可以攝取更多的酵素**。

發酵食品有許多優質酵素

納豆、醃菜這些發酵食品是保持健康不可或缺的食品。**攝取發酵食品可以活化酵**

素，**消化食物與吸收營養都更加確實**。同時還能增加腸內好菌，擊退壞菌。

日本飲食當中有各式各樣的發酵食品，種類相當多元，如味噌、醬油、味醂、醋、日本酒、納豆、乾貨、醃菜等等。

有人說「日本人長壽是因為吃醃菜」，可見日本人與發酵食品之間的不解之緣。學者拿白老鼠做實驗，數據顯示老鼠吃了有味噌的飼料，可以降低胃癌發生率。也有人說味噌可以抵抗動脈硬化。

納豆含有豐富的酵素「納豆激酶」，可以清血、溶解血栓。納豆激酶溶解血栓的能力強過藥物，還可以預防腦中風與心肌梗塞。

倉敷藝術科學大學的須見洋行教授研究發現，納豆含有一種可以溶解病原體的酵素「溶菌酶」（lysozyme），蛋殼內側的薄膜也含有溶菌酶，它具有強大的抗菌功能，所以雞蛋不容易臭掉，而納豆含有的溶菌酶還比雞蛋更多。

納豆還含有許多預防疾病不可或缺的營養，例如膽鹼、維生素K、大豆異黃酮等等。

據說納豆黏稠程度愈高，酵素含量愈多，均勻攪拌之後再吃，可以活化體內的潛在酵素，變得更加健康。

優格也是一種發酵食品，但是第一章說過牛奶有各種壞處，還有會引發疾病的動物性蛋白質「酪蛋白」。**最近有用豆漿發酵而成的優格，請盡量選擇這種優格。**

有些擔心高血壓的人會選擇低鈉的醬油或味噌，但是醬油和味噌在發酵過程中必定會用到一些鹽，如果不用鹽來發酵，就得改用其他各種化學物質，消化這些化學物質又要浪費酵素。所以**在買醬油、味噌這些發酵調味料的時候，請盡量挑選古法製造的品項。**

你可能不信，生味噌雖然很鹹卻能夠降血壓，因為裡面含有可以降血壓的類黑精（melanoidin）和皂素（saponin）。用小黃瓜或白蘿蔔沾生味噌吃，是一舉兩得的酵素套餐。也有實驗證實，**多吃生味噌可以預防乳癌、胃癌、大腸癌、前列腺癌、肝癌、子宮癌等疾病。**

為什麼動物不常生病？

據説地球上有數百萬種生物，其中只有人類生病會吃藥（包括人類飼養的動物）。野生動物也會得傳染病，但野生動物的主要死因是受傷、被天敵獵食，以及老死。野生動物當然沒有生活習慣病，為什麼現代人要對抗數以萬計的疾病，野生動物卻幾乎不生病？

那是因為動物吃的全都是充滿酵素的生食。

以下有個酵素功能的趣聞，一九三〇年代美國動物園的動物病死率很高，人們到了一九五〇年代認為是缺乏維生素，所以在飼料中添加維生素，但動物們還是病懨懨又早死。

又過了十年，人們想說或許是缺乏礦物質，就在飼料中加了維生素與礦物質，動物們還是不健康。到了一九七〇年代，有間動物園認為應該恢復動物的野性，所以把所有飼料都改回生食。

這就是芝加哥的林肯公園動物園，也是美國第一座以生食餵食動物的動物園。獅子、獵豹等肉食動物就吃生肉生骨，猿猴等雜食動物就吃生的蔬菜水果，所有動物都改吃生食。

結果，所有動物都不再生病，壽命愈來愈長。全美國的動物園看了爭相仿效餵生食，動物壽命得以延長。

這引發了學者討論，是不是因為加熱而破壞了食物中的某些東西？結果發現就是酵素，酵素一加熱就會失去功能，所以**動物只吃熟食會容易生病，改吃生食就恢復健康**。

多吃生菜就不怕冷

食物中包含的酵素在攝氏四十八度以上的高溫就會遭到破壞，變成死酵素。所以要攝取豐富酵素，就少不了生鮮的蔬果。

但是有些人擔心「吃了冰冷的生菜水果，身體會冷掉」。不必擔心，**吃生菜水果並不會讓你變成冷底體質**，除非你每天就只吃生菜水果。而實際上我們本來就會吃熟食，所以更應該積極攝取生菜水果。

吃生菜可以攝取豐富酵素，身體充滿酵素就能促進代謝酵素功能，進而血流暢通，代謝順暢，解決你怕冷的老毛病。

一個人手腳冰冷，是因為血液無法通往末梢的微血管，而血流不順的原因就是缺乏酵素。生菜和水果乍看之下冷冰冰，但吃了不僅不會讓你冰冷，還會治好怕冷的

溫度與酵素活性的關係

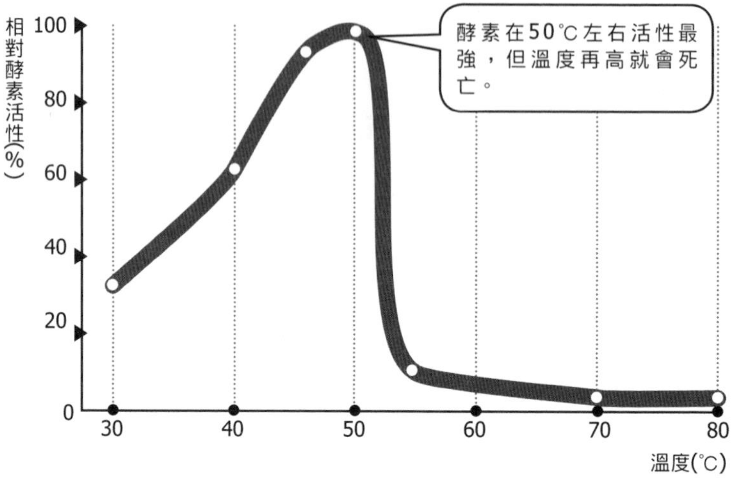

毛病。

剛吃下生菜水果的時候身子會比較涼，所以最好搭配**可以暖身的味噌、黑醋或薑一起吃**。實驗更顯示黑醋茶（作法請參考一六七頁）有強大的暖手腳效果，就跟薑茶一樣。

水果是最棒也最簡單的酵素來源

有些人認為水果太甜，吃多了會胖，我有很多病患也有這種觀念。

但是從酵素營養學的觀點來看，水果含有大量酵素，是最棒的食物，吃水果有以下許多優點。

1. 酵素豐富

生菜與水果都是攝取酵素不可或缺的食物。

2. 容易消化

米飯、麵包、肉、魚、乳製品，這些食物在胃裡要停留一個半到四小時不等，但是水果酵素含量豐富，只要二十分鐘就會消化完成。

3. **優質糖分**

水果含有果糖與葡萄糖等優質糖分，這些糖很好消化，馬上就能轉換成能量。而且水果的果糖不會刺激胰島素分泌，沒有得糖尿病的風險。

4. **豐富水分**、**優良礦物質與維生素**

水果含有七到九成水分，其中還含有礦物質，是最佳的礦物質補充來源。

5. **大量纖維質**

每天吃水果，可促進排便。

6. **具有植物性化學物質**

植物性化學物質是人體不可或缺的抗老化物質，水果含有許多抗氧化物質，有助於預防各種疾病。

7. **熱量低**，**吃多了也不怕胖**

甜甜的水果讓人以為吃了會胖，但水果的熱量遠低於零食。

以上只是水果主要的優點，還有許多其他好處，幾乎沒有缺點。我建議讀者每天吃一、兩樣當季的水果，生鮮切片或打成蔬果昔會更好消化，也能吃得更多。

生食與熟食的黃金比例？

生菜和水果含有豐富酵素，酵素營養學的基本飲食理論就是多吃生菜水果。

但是，每天都只吃生菜水果實在很困難，與東方人的飲食習慣也不合。每天吃一樣的東西會有壓力，傳統的飲食習慣也不是說改就能改。

然而，每天光吃熟食會缺乏酵素，光吃素又無法攝取到動物性食物特有的營養。動物性食物含有對人體很重要的胺基酸和維生素B群，人體會用到二十種胺基酸，只要缺任何一種，無論其他十九種攝取得再多都無法吸收。另外，蔬菜也幾乎不含維生素B_{12}。

完全不吃動物性食物的全素主義者經常缺乏維生素B_{12}，比較容易罹患動脈硬化與心臟病，因為體內的惡性物質同半胱胺酸（homocysteine）會增加。

有些蔬菜加熱烹調後營養價值加倍，也比較容易消化。比方說香菇和白蘿蔔要曬乾之後才有更多食物纖維與礦物質，所以香菇乾和蘿蔔乾煮熟會比生吃更有營養。胡蘿蔔也是要炒過或煮過，營養才比較好吸收。

幾乎所有蔬菜生吃的時候不管怎麼咬，細胞膜都很難咬破，但烹煮蔬菜可以破壞細胞膜，更好吸收其中營養。但是加熱會讓酵素死光，並破壞大量的植物化學物質，所以生熟之間必須保持平衡。

最均衡的飲食就是生菜蔬果佔總量的百分之五十到六十，熟食（蔬菜、香菇、豆類、芋薯類為主，魚肉蛋少量）佔百分之四十到五十，再來只要透過早上斷食節省酵素就可以了。

太過辛苦的飲食限制撐不久，也不會健康，請堅持最適合自己的飲食方式就好。

國產蔬菜最安心？錯！

大家知道農藥有害健康，所以家裡有小朋友的家庭會選擇比較貴的無農藥蔬菜，即使不那麼關心農藥的人，看到同一種蔬菜有國產和進口貨，也會選擇國產的比較安心。但是，你認為吃國產蔬菜比較安心就錯了。

日本目前是全球最大農藥國。美國從二〇〇七年起管制農藥用量，目前的農藥用量是巔峰期的一半，也幾乎不使用日本常用的類尼古丁殺蟲劑（neonicotinoid）。

蔬菜水果含有豐富的酵素、維生素與礦物質，尤其蘋果、梨子之類的水果最好是連皮一起吃，但要是果皮上沾了農藥或戴奧辛之類的毒素，吃下肚反而妨礙酵素功能。為了身體健康，我們必須了解吃下肚的東西安不安全。

而且我們發現日本蔬菜的營養價值被農藥害得減少許多，目前日本菠菜的含鐵

各國的農藥用量大不相同

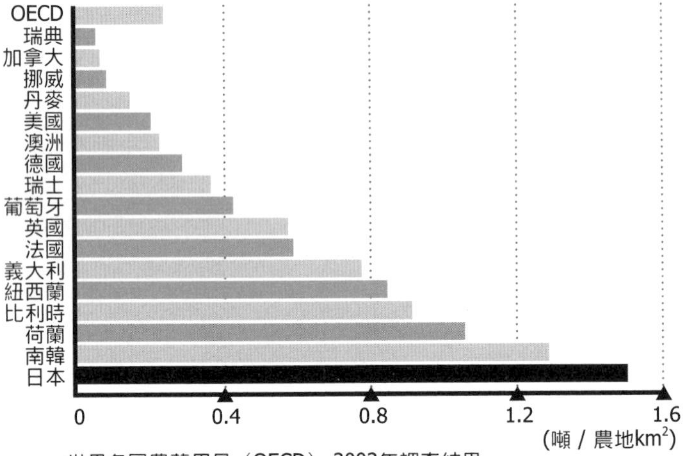

世界各國農藥用量（OECD） 2002年調查結果

量只剩一九五〇年的十三分之一，韭菜的含鐵量更降到三十分之一，南瓜的含鈣量也降到三分之一，可見營養價值降得多嚴重。

除了農藥之外，肥料也令人無法安心。同時牛、豬之類的家畜都吃化學飼料，危害不輸給農藥與肥料。

不用農藥和肥料所種植的蔬菜，維生素和礦物質含量會比較高。請看下一頁的表，以「永田農法」耕種的蔬菜，維

每100公克蔬菜之維生素C含量比較表

蔬菜名稱	食物成分表	「永田農法」作物
菠菜	65mg	567.5mg
高麗菜	44mg	462.5mg
美生菜	13mg	217.1mg
花椰菜	160mg	1296.5mg
四季豆	55mg	459.4mg
番茄	20mg	687.5mg
綠茶粉	60mg	856.3mg

國立營養研究所　加賀團隊調查結果

生素C含量是一般蔬菜的十倍以上。

但是日本國內的有機蔬菜水果農場還很少，要買到有機蔬果並不容易。

所以我推薦利用小蘇打來除農藥。**小蘇打就是碳酸氫鈉，吸附毒素的效果是鹽的三十倍以上**，強大的吸毒能力還可以用來打掃。

先在洗菜盆中加兩小匙的小蘇打，加水泡開，蔬菜水果用小蘇打水浸泡二十到三十秒，然後拿出來用清水沖洗乾淨。方法很簡單，比用清水洗更能清除大量農藥。

不過，農藥是化學物質，結構非常複雜，無法完全清除蔬果上的所有農藥。

日本有句俗話說「一物全體」，意思是吃東西要整個吃下肚，因為所有生命都保持整體的平衡與協調，把皮、根、芯都吃下肚才能攝取均衡的營養。

不用我多說，人體是由吃下去的食物所組成，如果要改善身體不適，就應該先改變攝食的份量（不要吃太多），並且調整攝食的品質。你真的想要健康，就不該老是吃醫生開的藥，多吃些不用農藥與肥料的有機蔬果，並且完整攝取，才是身體健康的捷徑。

「糖化」比「氧化」更加摧殘健康？

前面已經提過，青春又健康的關鍵在於「抗氧化」，身體氧化就會產生大量活性氧，活性氧會消耗大量酵素，引發疾病。

但最近出現了比氧化更可怕的問題，就是「糖化」。

糖化就是蛋白質與糖分結合的反應，會讓蛋白質劣化。如果氧化是身體生鏽，糖化就是身體燒焦，就好像烤土司烤焦或煮蔗糖煮焦，食物適當的焦可以增添美味，但身體糖化會有可怕的後果。而且糖化最終必定會產生氧化物，更是雪上加霜。

人體發生糖化就會產生大量的ＡＧＥ物質（Advanced Glycation End-products，糖化終產物），如果人體囤積大量ＡＧＥ，就會讓血管與膠原纖維老化，引發動脈硬化、骨骼老化、阿茲海默症、帕金森氏症、心臟病、糖尿病等許多疾病。

最常見的糖化物質食物就是洋芋片、薯條、花林糖（日式甜點）、餅乾、巧克力、咖啡、起司等等。另外也發現食物經過高溫加熱會產生大量ＡＧＥ，不僅**煎、炒、炸，連壓力鍋烹煮也會產生**ＡＧＥ。

水煮與清蒸比較不容易產生ＡＧＥ，但如果蒸煮的時候加入味醂或糖，ＡＧＥ就會暴增。像壽喜燒、燒肉、佃煮（日式甜醬菜）、烤鰻魚、烤章魚、甜辣味的中菜都會產生大量ＡＧＥ。**又甜又辣的烹調方法，會產生最多有害健康的糖化物質**。

小麥烹調後也很容易產生ＡＧＥ，甚至提倡小麥有害健康的書本都上了最近的暢銷榜，可見麵包、通心粉、拉麵也都是糖化物質。

不過，要是完全不吃這些東西，生活肯定充滿壓力，如果真的非吃不可，請配生菜一起吃，多多攝取酵素補救回來。

多吃點食物纖維，也可以吸附糖化物質隨糞便排出。

喝酒會消耗大量酵素

喜歡喝酒又大吃的人，應該都體驗過隔天宿醉又消化不良的苦處，這就證明體內已經缺乏酵素。正如前文提到種種吃太多的弊病，而**酒精消耗的酵素還比食物更多**。

人體攝取酒精後會送往肝臟進行代謝分解，這時候要使用大量酵素（乙醇脫氫酶），酵素可以把酒精分解成乙醛，再使用乙醛脫氫酶把乙醛分解為醋酸；接著再使用乙醯輔酶Ａ（Acetyl-CoA），才總算分解成二氧化碳和水。可見酒精要使用多種酵素才能夠完全代謝。

乙醛的毒性是酒精的十倍以上，宿醉也通常都是乙醛所導致，尤其日本人大多缺乏分解乙醛的酵素，就算酵素全軍出動也無法分解所有乙醛，結果造成宿醉。

有人會喝含薑黃的飲料來避免宿醉，因為裡面含有酵素，可以強化分解酒精的能力。

但是，這些營養飲料裡頭有很多其他添加物，最終還是會浪費酵素。所以喝酒的人更應該執行「早上斷食」來節省酵素，並補充生鮮的蔬菜水果，促進酒精代謝。酒精產生的有毒乙醛也可以用酵素來分解，好的酵素營養品更是如虎添翼。

每個人分解酒精的能力不同，基本上**每天飲酒量應該控制在一合日本酒**（約**一百八十毫升**），**或者一大瓶啤酒，或者一杯雙份威士忌，或者三分之一瓶葡萄酒**。然而，酒可說是人際關係的潤滑劑，朋友出去一起喝酒，不可能兩、三杯就結束。

這時候我們把酒債拉長到一個禮拜來看，假設今天喝太多，就要在一個禮拜內多排幾天養肝日。酒能養生也能害命，端看你怎麼喝。

看毛髮就知道缺酵素!?

從哪裡可以看出人體酵素有限？最快的方法就是毛髮。前面提過人年紀愈大，體內酵素愈少，酵素減少之後就會先從不必要的部分開始節省。

酵素是生命的關鍵，所以要優先用來維持生命，而生命體最不需要的部分則是毛髮。

人體用酪胺酸酶（tyrosinase）將黑色素固定在毛髮上，當年齡增長，潛在酵素愈來愈少，就不會優先分配給酪胺酸酶，而是分配到別的重要部位，於是我們毛髮就白了。

毛髮變白並不會危害我們的生命，但若是少了讓心臟跳動、呼吸持續的酵素，我們馬上就會死，所以人體會先犧牲毛髮的顏色。

毛髮對男女來說都很重要，有人認為中年男性灰白的頭髮很美，但從酵素營養學的觀點來看，**頭髮愈灰白就代表愈缺乏酵素**。

「植物性」不代表可以放心

前面解釋過動物性蛋白質的可怕，有人或許會想「那全都吃植物性就好了？」然而「植物性」說來簡單，卻並非所有植物性食物都好，最具代表性的就是「植物油」。無論哪種植物油，吃得不好都有害健康。

油與脂肪經常被當成壞蛋，但其實人體少不了它們。大多植物油含有亞麻油酸，之前認為這是人體的必需脂肪酸，但最近研究發現攝取過量有害健康。過量的亞麻油酸，會**引發子宮肌瘤、子宮癌、乳癌、腦中風、動脈硬化、各種癌症、濕疹、氣喘、**

鼻炎、**心臟病**、**高血壓等疾病**。

過量攝取亞麻油酸會產生大量不飽和脂肪酸「花生四烯酸」（Arachidonic acid），它會增生發炎物質，造成血小板聚集凝固，讓血管變窄等等。

原本只有植物油含有亞麻油酸，但現在**愈來愈多食物含有亞麻油酸，攝取頻率大增，這就是生活習慣病與慢性病的病因之一**。

為什麼許多食物含有亞麻油酸？因為現代人的飲食習慣改變，喜歡吃人造奶油、沙拉醬、美乃滋、零食，而且最近的黃豆、稻米、小麥也含有亞麻油酸，隨便吃吃都會攝取到，所以我們不知不覺就會攝取過量亞麻油酸。

要怎麼避免亞麻油酸的危害？答案是同時攝取α－亞麻酸（omega-3脂肪酸）。生鮮的海產海藻類含有α－亞麻酸，**現代人比較不吃生的海產、海藻，所以比較容易罹患過敏和血管疾病**。

α－亞麻酸還有清血的效果，人體可以用α－亞麻酸為原料合成不飽和脂肪酸D

HA（二十二碳六烯酸）和EPA（二十碳五烯酸）。

最有效的攝取方法，就是亞麻酸與α-亞麻酸等量攝取。**亞麻籽油和芝麻油含有豐富的α-亞麻酸**，而且幾乎不含亞麻油酸，所以能有效防治過敏和發炎。

人體經常缺乏α-亞麻酸，不必擔心攝取過量，應該盡量食用。亞麻籽油和芝麻油不耐高溫，不適合煎炒油炸，最好是涼拌沙拉，或者每餐直接飲用一匙。

食物方面可以多攝取天然的海藻與海產，重點在於「天然」，有些養殖魚蝦吃了飼料之後，體內油脂含有亞麻油酸，必須小心。

我們每天吃的東西含有身體所需的營養，同時吃太多也會有不良影響。脂肪是人體必需的營養，但要小心你吃的油有好有壞。

早上喝咖啡提神，卻反而身體不適

早餐對身體有害，或許有人早上不吃早餐，就只喝杯咖啡。早上匆忙沒時間，喝咖啡又可以提神，應該不少人覺得這樣不錯。

但是前面也提過咖啡含有許多ＡＧＥ（糖化終產物），這是一種蛋白質與糖混合加熱所產生的物質，有強烈毒性，是促進身體老化的物質。

當血管囤積大量ＡＧＥ會引發心肌梗塞、腦中風，囤積在骨骼中會引發骨質疏鬆症、囤積在眼睛裡就會引發白內障，對全身器官都有負面影響。

咖啡含有咖啡因，這是一種強力興奮劑，可以提神醒腦、消除疲勞，讓人更加亢奮。而且喝咖啡可以提升基礎代謝，進而有減肥效果。

但咖啡因也有許多壞處。

比方說令人心神不寧、神經緊張、失眠、臉色潮紅、腸胃不適、心悸、心律不整、不喝容易疲倦、過度亢奮、頻尿、思緒混亂、口齒不清等等。

咖啡因有強力的血管收縮功能，會**阻礙人體吸收鐵質**，**並搶走體內的礦物質（鋅、鉀、鈣）**、**維生素C與B群**，這不僅妨礙代謝，還有更多負面影響。

過量攝取咖啡因（每天四到五杯咖啡）還會造成內分泌失調。

不是只有咖啡才有咖啡因，可可、巧克力、可樂所含有的咖啡因，就跟即溶咖啡一樣多。市面上也有許多成藥和提神飲料含有咖啡因。

所以，無論喝不喝咖啡，所有人在日常生活中都攝取了不少咖啡因。我們平時應該盡量少碰咖啡因，改喝無咖啡因的健康飲料，例如青草茶、麥茶、礦泉水等等。

你以為健康的東西，其實很傷身

有些蔬菜水果含有豐富的酵素，但也有一些蔬果含有妨礙酵素運作的阻礙劑，會大大降低酵素功能，消化與代謝都變得遲緩。

最常見的妨礙酵素食物，就是沒有加熱過的「生種子」。比方說，吃葡萄和西瓜的時候，是不是嫌麻煩就把種子給吞了？但蔬果的種子為了長久保存，含有強力的酵素阻礙劑，以避免內部物質氧化。

種子含有抑制酵素功能的ＡＢＡ（abscisic acid，離層酸）。如果我們將種子放在乾燥環境中，可以放很久一段時間都不會腐爛，因為離層酸會隔絕空氣，阻絕酵素發揮功能。

為了讓種子在最佳時機發芽，必須阻止酵素在發芽之前發揮功能。種子可以說是「天然罐頭」，**有了酵素阻礙劑，種子裡的物質可以長久保存不被氧化，但這對人類來說就是劇毒**。

酵素阻礙劑一進入體內就會妨礙消化酵素與代謝酵素的功能，浪費酵素，降低免疫力。尤其會嚴重傷害分泌消化酵素的胰臟，最糟的情況就是引發胰臟癌。

我的診所有許多胰臟癌病患，其中不少人從小就有吃水果籽的習慣。

野生的松鼠會吃很多種子，但牠們有很特別的習性，牠們找到種子不會立刻吃掉，而是先埋在土裡幾天再挖出來吃。這是利用土壤的溼氣引發酵素功能，解除酵素的毒性再來吃種子。

葡萄、西瓜、蘋果、梨子、橘子、檸檬，這些水果的種子盡量別生吃。另外，花生、杏仁、黃豆、紅豆等等也別生吃。

不過，草莓、奇異果、番茄、小黃瓜、茄子、秋葵等等例外，它們的種子又小又軟，幾乎不影響健康。

許多人為養生會吃糙米，這必須特別留意。糙米的營養價值高於白米，但它其實也是種子，必須經過適當處理排除毒素，**如果直接吃下去，不僅不能攝取營養，還會吃到糙米的毒素**。

第五章會詳細說明正確的糙米烹煮法。基本上要**排除糙米中的酵素阻礙劑有三種方法，泡水十二個小時以上，或者像納豆一樣發酵，或者烘焙**。

體溫升高可以活化酵素

日本有句俗話「體寒是百病之源」，體溫一低、血液循環就差，代謝也跟著不好。常聽說**體溫高比較健康，而體溫每降一度，酵素功能就會下降一半以上**。比方說免疫細胞中的要角ＮＫ細胞，在體溫三十六度半到三十七度之間會開始活化，而**體溫只要降低一度，免疫力就會降低將近百分之四十**。

人體冰冷會先從腳底開始，接著蔓延到肚子和肺，引發便祕、腹瀉、腎病、風濕、過敏等各種疾病。體溫低的人毛病也多，要是低到三十五度左右還會增生癌細胞。

如果要去寒氣就先溫暖腳底，最好的方法就是泡腳，泡腳不僅可以去寒氣，還可以促進排汗排毒，改善肩膀痠痛、頭痛、腰痛、慢性病等等。

泡腳建議使用四十三到四十四度的溫水，在浴缸裡放熱水，加入兩大匙粗鹽之後攪拌均勻，加點優質木炭更好。準備好之後坐在浴缸邊上，讓膝蓋以下泡在熱水裡。泡腳之前記得先喝一、兩杯水，泡腳時上半身要穿厚衣服，可以避免受寒並促進排汗。在水涼掉之前泡個三、四十分鐘，然後用冷水沖洗膝蓋以下十秒鐘即可。

最後沖冷水的舉動，可以讓擴張的血管收縮起來避免散熱，同時刺激交感神經，促進代謝。

提升體溫有助於活化酵素，讀者是否聽說過「熱激蛋白」（Heat shock proteins）？它也被稱為自我修復蛋白，只要感受到細胞受損就會進行修復，能夠提升人體免疫力。

當細胞受到高溫之類的傷害，細胞就會生產熱激蛋白，活化酵素。

除了泡腳之外，浸泡下半身也有相同效果。最近夏天有很多室內場所冷氣特別強，甚至讓人感到太冷，尤其有些比較怕冷的女性就算泡腳或泡半身都不太會流汗。但是只要泡久一點，體溫就會愈來愈高，也就不那麼怕冷了。

如果想活化酵素預防疾病，夏天不要光只是淋浴，泡個熱水澡暖身也很重要。

睡眠時間會製造酵素

優質睡眠是維持健康不可或缺的關鍵，如果睡不好或睡不夠，腦袋就會迷糊，身體就會倦怠，同時還會讓身體缺乏酵素。

人在睡眠期間會製造大量酵素，並且用這些酵素進行許多代謝活動。第一章提過酵素營養學的生理時鐘，晚上八點到凌晨四點是代謝時間，這裡說的「代謝」就是檢查全身器官，進行修補與更換，老舊沒用的就破壞、更新、改善或拋棄，忙得不可開交。由於代謝是維持生命的重要過程，所以不在清醒的時候進行，而是在睡眠期間利用所有資源來進行。

所以，**熬夜或通宵會降低酵素產量，造成代謝酵素不足，疲勞累積不退。更嚴重點就會加速老化，引發疾病。**

如果要提高酵素產量，關鍵就在於優質睡眠，然而睡得久不代表睡得好，重點是盡量在代謝時段長時間睡眠。

如果要睡得熟，關鍵在於放鬆身心，睡前泡個澡、按按摩，或者喝點水促進睡眠期間的血流循環，都是好方法。

壓力也是減少酵素的主因

當我們擔憂或害怕就會胃痛或拉肚子，甚至有人會心跳加速、胸口疼痛。

壓力會增加壞菌，搞壞腸內環境，破壞自律神經平衡，製造活性氧，結果需要更多酵素來處理活性氧。人一感受壓力，短短幾分鐘內免疫細胞功能就會降低，並引發心臟病、癌症等致命疾病。

所以，**消除壓力對維持健康的重要性不輸正確飲食**。玩運動、鑽研興趣、看電影、聽音樂、找朋友聊天、出門散步，盡量過個多元生活，製造更多轉換心境的機會。

如果沒有什麼嗜好可以排解壓力，或者工作忙到沒時間，在此推薦一招隨時隨地都可以用的紓壓大法，那就是「笑」。

英文有句俗諺說「Laughter is the medicine」，意思就是「笑是良藥」，笑可以紓壓並提升免疫力。

美國記者諾曼．考森（Norman Cousins）曾經因為強大壓力造成頸部以下癱瘓，每天在醫院吃藥打點滴都不見好轉，考森乾脆放棄藥物，租了一間飯店套房，每天不停看電影和喜劇節目。

沒想到，八天後他的手指開始能動，數個月後完全康復。醫師都說他的症狀不可能好轉，他卻靠笑就把病治好了。

自從這個案例之後，學者開始研究笑的療效，實驗證實**笑可以活化ＮＫ細胞等免疫細胞，還可以抑制血糖上升**。

而且就算假笑也一樣有效。可見科學已經證明笑不僅會帶來福氣，還有健康。

藥物會降低酵素功能

各位在感冒發燒的時候會吃藥嗎？很多人會去醫院請醫師開藥，吃了睡個覺，或是去藥局買感冒成藥吃後好好休息。總之，大家都相信一定要吃藥才會快點好。

但這真的對嗎？請稍微思考這個理所當然的行為。

當人體感染感冒病毒會發燒、流鼻水或咳嗽，這是因為身體正努力想排除病毒。

這個時候吃了感冒藥會怎樣？拼命奮戰的身體就沒了體力，無法自行排除病毒。也就是說**當我們發燒，最好的方法是把燒發完，讓人體原有的免疫力來排除體內病菌**。

除了感冒藥之外，西醫幾乎所有藥物都是單純的化學物質，完全沒有任何營養，這種藥物吃久了只會讓腐壞菌與病毒增生，不僅拉長感冒時間，還讓身體狀況更加惡劣。

人體無法接納不存在於自然界的物質，西藥正是最不自然的異物，第四章會提到腸滲漏症候群（Leaky Gut Syndrome），起因之一就是吃了太多西藥。

強力的抗生素與抗癌藥物同時會殺死腸道內的好菌，所以吃久了就會破壞腸內環境，提升腸壁的穿透性，讓原本無法穿透腸壁的大物質跑進腸道裡，結果引發新的疾病。

除了西藥之外，食品添加物、農藥，還有最近常見的人工糖精對人體來說也都是異物。雖然人工糖精零熱量，但吃太多可能會引發比肥胖更危險的問題。

在此提醒各位，你吃來治病的西藥可能會引發更嚴重的疾病。

第四章

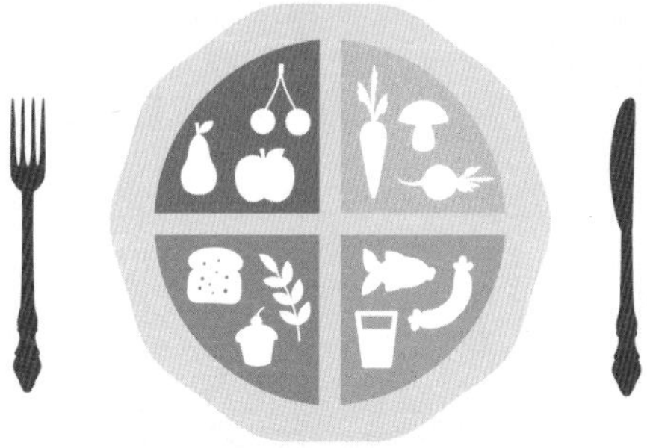

保養腸內環境，健康又長壽！

腸內腐壞讓人生病

我們的身體一旦缺乏酵素就會不舒服甚至生病，本章要說明生病的詳細原因。

人攝取食物，通過腸胃進行消化，由肝臟吸收，由血液將營養搬運到全身。前面提過消化就是將三大營養素（碳水化合物、蛋白質、脂肪）變成可以被小腸吸收的小分子，被小腸吸收代表要能夠通過細緻的黏膜。

維生素和礦物質的分子本來就小，可以直接通過黏膜，但是三大營養素的分子很大，要透過消化來變小，所以**消化就是把營養素分解的過程**。

分解三大營養素的關鍵就是酵素，我們在第二章提過消化的過程，這裡再來複習一次。

碳水化合物與蛋白質的分子像是一串佛珠，碳水化合物是葡萄糖珠，每串數量多達數萬個，蛋白質則是胺基酸珠，每串數量在五十個以上。脂肪不像碳水化合物或蛋白質，是由三個脂肪酸分子勾在甘油酯分子上所組成，只要解開勾住的部分就等於消化脂肪。要切開葡萄糖與胺基酸串珠，或是解開脂肪酸勾，就輪到酵素上場，這就是消化（參考六五頁圖）。

但是要將一餐所吃下的東西全部弄碎弄小非常辛苦，要按照唾液、胃液、胰液、腸液的順序來分解，把上萬顆串珠分成單一珠子，所以吃太多會讓酵素來不及分解，留下十幾二十顆串起來的大分子就直接進入大腸。

這就是消化不良。

會引發消化不良的食物稱為氮殘留物，這種殘留物會產生大量壞菌，由於壞菌負責分解這些氮殘留物，殘留愈多就得產生愈多壞菌來處理。

大家肯定都聽說過壞菌有害健康。壞菌又稱為腐壞菌，會讓腸道環境腐壞，腸道一旦腐壞就會產生氨，**氨不僅會傷害肝臟與其他內臟，還會隨著血液流往全身引發**

疾病。

腸胃裡有氨會引發過敏，如果散佈到全身會產生大量活性氧。我們認為屁一定是臭的，但肚子裡氨氣少，屁根本不臭，氨氣多了才會臭。

所以，**當你的屁很臭，證明你體內有很多氨，是有害健康的警訊**。如果希望身體健康沒病，請先保持腸道健康。

看糞便檢查健康狀態

我們該怎麼了解腸道狀態？其實有個方法用肉眼就能觀察出來，那就是排便，**糞便是身體通知我們腸道狀態的一大訊息**。

各位是否每天都有排便？或許有，但糞便可能很硬、很臭，或很稀？

讀者是否有用內視鏡看過腸道裡面的樣子？我們平常沒什麼機會去看，但是只要觀察每天的排便狀況，馬上就知道你的腸子是否健康。排便的次數、分量、顏色、形狀、氣味，都忠實反映出你腸內環境的好壞。

以日本人來說，**健康的人每天會排便一次**，如果好幾天才一次，或者一天拉好幾次就要小心。

另外，日本人**每次排便的平均分量是一百二十五到一百八十公克**，如果攝取較多食物纖維會到兩百至三百公克。不過每個人的糞便量相差甚多，即使是同一個人，前一天吃的東西不一樣，分量就會差很多。

腸道環境優良的人，糞便比較偏黃色，反之，飲食多肉多油的的人，糞便就是黑色或深棕色。

要是糞便比平時更黑，甚至深黑色，就是危險的徵兆，可能腸胃某個地方有出血。尤其呈現瀝青狀的糞便，代表可能有胃潰瘍、十二指腸潰瘍，甚至胃癌。

健康人的糞便含有適當水分，如果像兔子一樣是一顆顆的硬便，或者稀便就要小心，這兩者都是腸胃消化吸收功能降低的警訊。當人體缺乏優質脂肪，就會排出顆粒硬便，攝取脂肪過多則容易排稀便。

想知道糞便含水量，可以觀察糞便在馬桶裡是否下沉。你認為糞便都會沉到馬桶底部嗎？其實不會，缺水的糞便才會沉到底，當糞便在腸子裡停留太久，就會缺乏水份變得硬梆梆。**正常消化的糞便含有適當水分，會浮在馬桶水面，這就是「好便便」的參考標準**。

建議各位寫下每天的飲食內容，或者用手機拍照記錄，便祕的人做紀錄可以知道怎麼吃才會幫助排便。有人吃食物纖維會容易排便，有人吃寡糖特別通便，五花八門，重點是找出自己的習慣。沒有便祕的人做紀錄，就知道飲食習慣怎麼改變會影響糞便的好壞，並了解自己缺乏哪些營養，要怎麼補充。

食物變成糞便的排泄過程

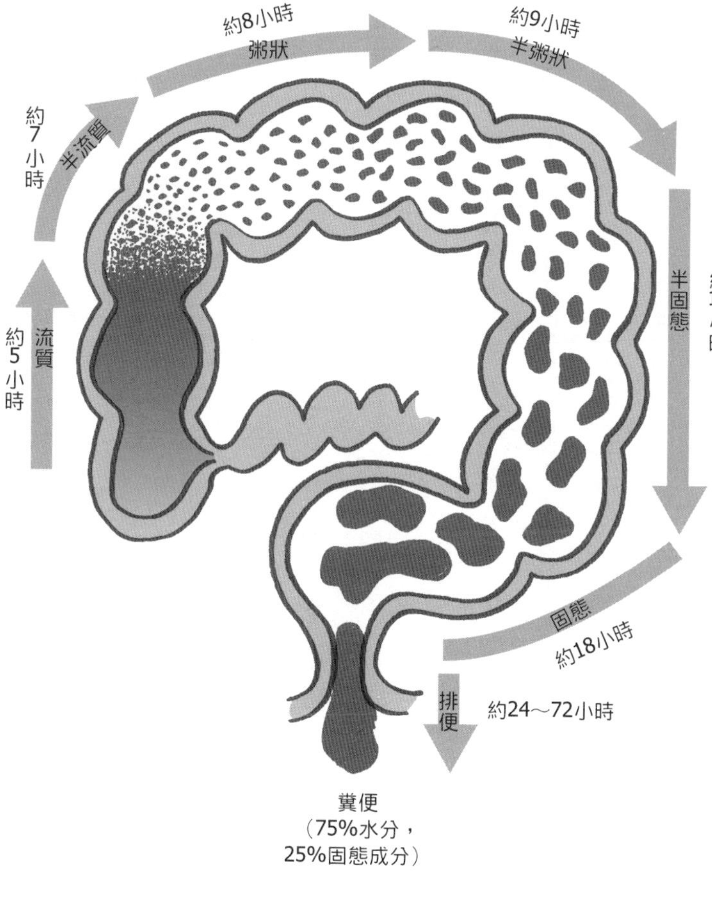

臭便與臭屁是疾病警訊

糞便與屁非常臭的人，就代表腸內環境有問題。糞便的氣味來自吲哚（indole）、糞臭素（skatole）、硫化氫、酚、甲酚等物質，當氨的代謝物增加，就會出現這些物質。

其中會造成惡臭的物質就是吲哚和糞臭素，當腸內細菌分解蛋白質就會產生這兩種物質，只要你**吃很多肉，糞便就會特別臭**。

硫化氫與胺是蛋白質分解過程中產生的物質，會發生惡臭，所以，糞便惡臭代表蛋白質攝取過量，腸道無法完全消化，殘留蛋白質腐壞之後才有這些惡臭。

聽不少癌症病患說過他們一直煩惱屁很臭，代表腸內環境不良確實與疾病有關。

有許多民眾會在廁所安裝芳香劑，或者使用有除臭效果的馬桶，又或者排便之後立刻沖水，沒有仔細觀察氣味。實際上應該養成習慣，多觀察排便的分量、顏色、形狀甚至氣味。

腸內環境良好的時候，糞便硬度大概跟香蕉差不多，顏色為黃褐色，分量大概是兩三支香蕉，而且排起來很順暢。這種糞便幾乎不會臭，而且會浮在馬桶水面上。

跟各位讀者講點隱私，我每天都拉得很順暢，沒有一點臭味，甚至擦屁股的衛生紙都沒什麼糞渣，十分通暢。

只要執行「早上斷食」就能促進排泄，糞便狀態會愈來愈良好。便祕的人常說排便是種折磨，但排便本來應該是件通體舒暢的事情才對。

掌控腸道健康的「腸內花園」

腸內環境的好壞，取決於腸內益菌與壞菌的比例。**成年人大腸裡的腸內細菌多達五百至一千種，數量有六百兆至一千兆個，重量達到一點五公斤。**

這麼多細菌全都擠在腸壁上，看起來像個花園，所以又稱**「腸內花園」**（intestinal flora，腸道菌叢）。腸內花園包括了大家熟知的益菌、壞菌，以及伺機菌。

益菌會進行「發酵」，分解食物殘渣中的糖分產生對身體有益的乳酸、醋酸和維生素B群，最知名的益菌就是乳酸菌與比菲德氏菌。

而壞菌就如前面所說，會分解消化不良所留下的氮殘留物，產生有害健康的硫化氫與氨，常見的壞菌包括金黃色葡萄球菌與產氣莢膜梭菌。

益菌與壞菌的均衡左右人體健康

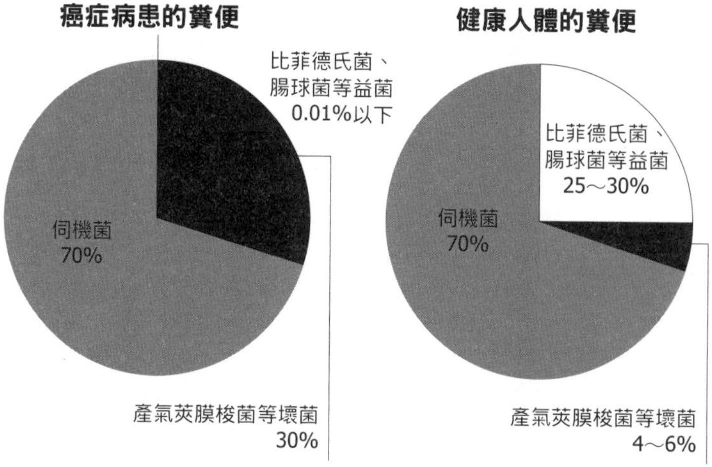

剩下的稱為伺機菌，顧名思義它們會伺機而動，當腸內益菌較多就會幫忙益菌，壞菌較多則幫忙壞菌，像牆頭草一樣隨著腸內狀態而改變功能。

理想的腸內均衡環境，是益菌佔兩成，壞菌佔一成，伺機菌佔七成。在這個比例之下，伺機菌會幫忙益菌，保持腸道健康；要是壞菌比例太高，伺機菌就會幫忙壞菌，搞壞腸道環境。

要怎麼了解自己的腸道環境

呢？前面提過最快的方法就是觀察自己的糞便。

如果糞便呈現深黑色、堅硬，而且發出惡臭，就證明腸道內壞菌太多。

經常有女性說「**我兩天才排便一次，可是很健康啊**」**這絕對不可能**。人原本應該每天排便，卻兩天才排一次，腸內肯定充滿腐物，並產生大量的氨。

要是便祕到一個禮拜才排便一次，體內就是相當腐壞了。無論打扮多漂亮，線條多完美，都是敗絮其中。

就算當下沒有明顯的傷害，長久下來也會引發各種毛病，最後生大病。

肉食主義造成各種疾病

蛋白質是構成人體的主要物質之一，很多人都會用心攝取蛋白質，目前流行的少糖減重法，也宣稱碳水化合物對身體有害，卻沒有提及蛋白質的害處，還說蛋白質多多益善。

不僅歐美如此，自從十九世紀中葉的營養學家卡爾馮沃德（Carl von Voit）宣稱動物性蛋白質有益健康，日本人也開始大量攝取動物性蛋白質。

沃德從一八六三年開始擔任慕尼黑大學的生理學教授，資歷長達四十五年，號稱「近代營養學之父」，他是不折不扣的肉食主義者，推廣攝取動物性蛋白質，並宣稱碳水化合物缺乏營養，應該避免攝取。他甚至說「好東西多多益善」，認為肉吃再多也不會有壞處。

沃德的影響力非常大，「動物性高蛋白有益健康」的風潮一直延續到今天，但這個說法完全沒有任何醫學或科學上的根據。

沃德建議每天攝取一一八公克的蛋白質，但他當時其實早就知道每天只要四十八點五公克就夠了。

雖然他知道不用吃那麼多，為何還要宣稱「肉吃再多都沒關係」？因為沃德與肉品業的關係相當密切，才會大力鼓吹吃肉，結果肉食主義風潮就從歐美延燒到全世界。

很多人第一次前往歐美國家，都會被牛排的尺寸之大給嚇到，這主要是受到沃德的影響，所以美國人經常罹患癌症與多種生活習慣病。

一九八三年的「中國健康調查報告」做了歷時十年的營養追蹤調查，研究為什麼美國人常得癌症與生活習慣病，中國農民卻很少有這些病。結果發現**這些病都與肉食習慣有關**。

這項調查發現，美國成年男子的心臟痲痺死亡率是中國成年男子的十七倍，美國女子的乳癌死亡率是中國女子的五倍，原因都在於飲食。

中國人當時吃很多蔬菜，蛋白質攝取較少，而且蛋白質來源是黃豆等植物，而美國人則大多攝取動物性蛋白質。

主導這項調查的柯林・坎貝爾博士對這項研究結果的結論是「**將動物性食物換成植物性食物，有益健康**」。

肉類及魚類中含有的動物性蛋白質，還有另外一個傷害健康的原因，那就是第一章提過的ＩＧＦ－１（類胰島素生長因子），研究指出，動物性蛋白質裡面含有大量的ＩＧＦ－１。

ＩＧＦ－１**會刺激人體分泌生長激素，而歐美研究發現過量生長激素會激發癌症**。肉、蛋、火腿、香腸、起司、牛奶不用說，連鮮魚、魚乾、小魚、優格也都含有大量ＩＧＦ－１。

早餐常吃的培根與熱狗都是加工肉品，加工肉比鮮肉更不利酵素發揮功能。

所以，**一般常見的早餐包含了許多易引發疾病的食材**，愈是為了健康而每天吃早餐，愈容易讓你一身毛病，請務必了解這一點。

肉食造成腸穿孔

最近有研究指出，吃太多魚和肉不僅無法讓身體強壯，反而會讓人生病。

人體需要各種營養，長久以來大家認為蛋白質是不可或缺的營養，必須攝取大量蛋白質才能養出強壯的肌肉。

蛋白質確實是人體必需的營養，但最近開始出現**蛋白質攝取過量的問題，並建議民眾減少魚和肉的攝取**。

為何攝取過量蛋白質會有問題？因為吃了魚和肉，不代表能夠完全消化吸收其中的蛋白質。

蛋白質要被消化成胺基酸之後才能由人體吸收，但是**魚和肉所含的蛋白質，並非全都可以化為胺基酸**。

用吃牛排來舉例，首先在口中咀嚼肉質，用唾液攪拌，然後前往胃。如果牛排是生肉，本身就含有消化酵素，但經過加熱，酵素已經被破壞殆盡。所以牛排進入胃的時候完全是未消化狀態，要由分解蛋白質的胃蛋白酶進行第一次消化。

由於時間不夠，大多數蛋白質沒有完全消化就進入腸道，沒有成為胺基酸分子的蛋白質碎片會滲入血液中，血液被蛋白質碎片汙染就會生病。

這種消化不良會引發可怕的現代病「**腸滲漏症候群**」，這種病是小腸纖毛發炎，造成腸壁縫隙像壞掉的網球拍一樣破大洞。

小腸纖毛發炎的原因就是消化不良。小腸裡的壞菌會生產鹼性物質，融化腸壁黏膜，腸壁就會鬆弛。腸壁一鬆弛，腸纖毛就會鬆垮，原本無法通過腸壁的大分子能夠進入血液，結果身體認為血液出現異物，使用抗體包覆對抗，發生過敏反應。

腸滲漏症候群會引發的疾病包括**氣喘**、**鼻炎**、**花粉症**、**過敏性皮膚炎**，**更嚴重的還有結締組織炎**、**孔羅氏症**、**各種神經疾病**、**潰瘍性大腸炎等等**。

罹患腸滲漏症候群會發生什麼事？

健康狀態的小腸

腸黏膜處於正常狀態，只有小分子（分解之後的營養）可以通過

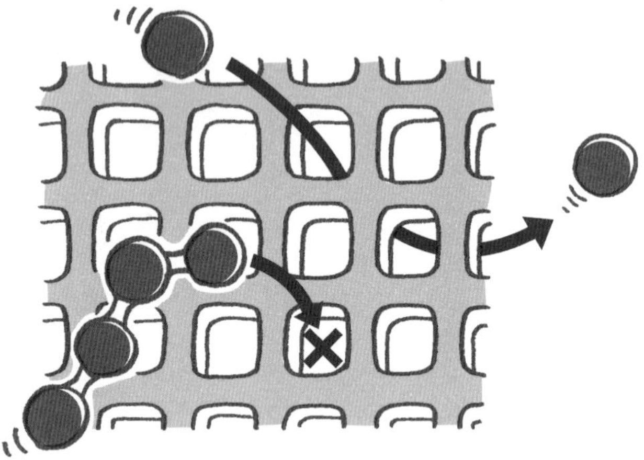

發炎狀態的小腸

腸黏膜被溶解而鬆弛，較大的分子（消化不良的養分與異物）也能通過

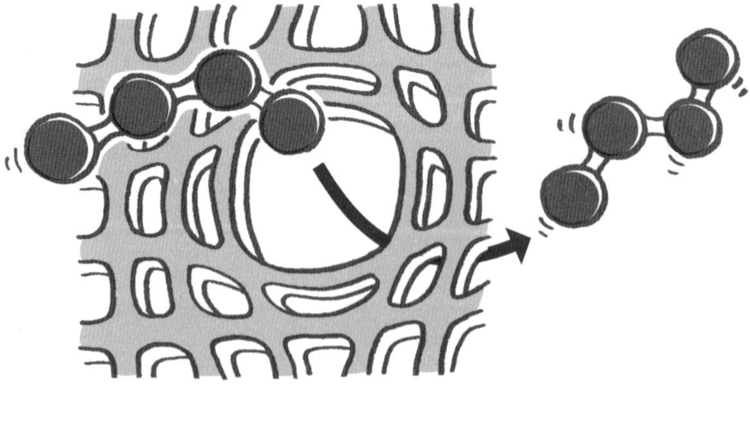

還有研究指出腸滲漏症候群可能引發糖尿病、心臟病、肝功能障礙、腦中風、肥胖等疾病。

攝取大量動物性蛋白質不僅對健康無益，更是造成疾病的主因。

最近終於發現為何會有這樣一連串的不良影響，原來人體竟然沒有任何蛋白質儲藏庫，只能夠儲存少量胺基酸。所以只要稍微**攝取過量蛋白質，血液中立刻就會囤積大量的氨，造成腸道腐壞並引發各種疾病。**

為什麼牛只吃草還是一身肌肉？

牛比人更壯更有肌肉，但是一輩子只吃草。一隻成年牛的體重約有六、七百公斤，只吃草卻強壯無比。你知道原因嗎？答案就在於微生物所擁有的酵素。

牛只吃牧草，幾乎不必攝取任何蛋白質卻能長出強壯的肌肉，其實是因為牛有四個胃，能夠分解這些難以消化的草，攝取草裡面稀少的蛋白質，轉換為營養價值極高的蛋白質。而這個消化轉換工程的主角，就是牛胃中微生物所生產的酵素。

研究發現，**人類就算不吃任何動物性蛋白質，體內也可以合成胺基酸並製造肌肉**，而且，跟攝取肉食比起來，吃素食所製造的肌肉更加柔軟，活力也更充沛。

人並非只能靠魚和肉攝取蛋白質，也可以從穀物類、蔬菜類、薯芋類、豆類、海藻、香菇、水果的營養來合成身體所需的蛋白質。

學者研究過，**完全不吃動物性食物的人，血液中的蛋白質也可達到正常標準**。

主導「中國健康調查報告」的坎貝爾博士主張「不吃肉的素食主義者，罹病風險大大降低」。

最近也有許多研究指出**吃肉容易生病，多吃菜就能避免癌症等疾病**。雖然牛與人的身體構造不同，但同樣可以靠吃素打造健康的身體。

腸內花園也有酵素

人類和牛的腸子裡都有微生物來幫助我們保持健康，這些微生物稱為腸內細菌。腸內細菌是腸內益菌與壞菌的總稱，種類有上千種，數量達到一千兆個，重量大約一到一點五公斤，相當於人體最大的內臟「肝臟」。而且，糞便中有一半都是腸內細菌的屍體。

人體細胞大約一百兆個，代表腸子裡的細菌遠超過人體細胞總數。

腸內細菌與人類保持共生關係，我們攝取的營養中有一部份是腸內細菌的主要營養源，腸內細菌進行發酵、分解、合成、繁殖，同時排放各種代謝物，而人體利用這些代謝物產生能量，或者構成身體組織。

分解與發酵的過程要用到益菌的酵素，目前發現就連號稱人類無法消化的碳水化合物「纖維素」，益菌酵素也可以進行一定程度的發酵與分解。

前面提過酵素包括體內酵素（消化酵素與代謝酵素）與體外酵素（蔬菜水果的酵素），另外，腸內細菌的酵素也對人體健康有重要影響（參考八十三頁圖）。

腸內細菌的功能在於排除病原菌、分解並代謝有害物質（致癌物）、合成維生素、分泌激素、調整腸道酸鹼值、刺激腸道蠕動。甚至還可以對大腦傳送幸福物質多巴胺、活化免疫力，好處簡直不可限量。

我們可能很難相信這麼多肉眼看不到的細菌就活在腸子裡，吃著我們吃的東西並生產酵素。當人類分泌消化酵素來分解吸收蛋白質，腸內細菌則是分泌分解酵素分解周圍的食物（例如小腸裡無法消化的食物纖維，或者剩下的三大營養）來給自己食用，這幫助了人類的消化活動，而且腸內細菌的消化功能很強，甚至可以分解農藥之類的有毒物質。

腸內細菌分泌酵素進行發酵，可以生產人類無法合成的營養，功能足以比擬人體最大的化學工廠「肝臟」。

而且，研究發現**腸內細菌的酵素還可以活化我們的體內酵素**。

如果希望腸內細菌發揮功能，就要活化益菌，最簡單的方法是透過食物攝取益菌（如乳酸菌），多吃食物纖維和寡糖（益菌的食物），益菌就會增加。

同時也要養成好的生活習慣，不要浪費酵素，並從外在充分補充酵素。

腸道免疫功能可以保持健康

我們的身體透過每天攝取的食物來保持健康，但在進食的同時也會接觸不少細菌與抗原。而且現代食物有很多食品添加劑、農藥與化學物質，每天一起被我們吃下肚。

研究發現，**大腸與小腸的腸管黏膜，聚集了全身百分之八十的淋巴組織，就是用來抵抗這些物質的刺激，所以「腸管黏膜免疫」就是人體內最強的免疫機構**。

尤其小腸聚集了全身六成的淋巴組織，因為小腸負責吸收食物，是全身最容易被異物入侵的部位。

小腸的淋巴組織會製造抗體來抵抗抗原，或者刺激活化淋巴球。而且不只是腸道淋巴球，全身的淋巴球都會活化，並且有一部分回流到腸管的淋巴組織。

因為**有腸管免疫組織的存在，我們才能健康又青春**。

要怎麼完全發揮這個免疫系統的功能？關鍵在於酵素，酵素是啟動這個免疫系統的必要物質。

所以，首先要執行「早上斷食」節省酵素，然後多吃蔬菜水果，用食物補充酵素。最後是增加腸內益菌，減少腸內壞菌，腸管黏膜免疫就能發揮功用。

各位聽到「益菌」這個詞應該會想到比菲德氏菌和乳酸菌，大賣場有很多宣稱含益菌的食品，例如優格和健康飲料。

比菲德氏菌原本就生存在人類腸道裡，益菌的最大功用就是避免腸道感染病原菌，以及避免食物中毒。益菌增加可以抑制腸內的腐壞菌繁殖，保持腸道環境清潔。比菲德氏菌可以分泌醋酸和乳酸，刺激腸道蠕動，預防便祕，所以便祕的人應該多多攝取比菲德氏菌。

比菲德氏菌還有許多功能，例如分解並吸附致癌物再排泄出去、降低膽固醇、產生維生素B群、避免腹瀉等等。

最大的效果還是活化免疫功能，製造免疫物質。只要腸道裡的益菌佔優勢，免疫力就會提升。

反之，**當益菌減少，大腸菌等壞菌增加，免疫力就會迅速降低**。而且腸內會嚴重腐壞，提高罹患大腸癌的風險。吃太多魚和肉的蛋白質，缺乏纖維質（高蛋白低纖維），就會引發蛋白質消化不良。

多油而少纖維的「高脂肪低纖維飲食」，會引發脂肪消化不良，無論蛋白質或脂肪消化不良，都會增加腸內壞菌，造成腸道腐壞，進而致癌。

另外，**吃太多麵包、米飯、義大利麵等碳水化合物就容易罹患糖尿病，或者血糖太低造成情緒不穩，另外還會引發心臟病、高血壓、腦中風、痛風等疾病。**

想要減少壞菌、增加益菌，最好的方法就是改善飲食習慣。**「早上斷食」可以節省酵素，午餐和晚餐則改成「低蛋白、低脂肪、高纖維」飲食。**

添加比菲德氏菌的優酪乳固然不錯，但前面提到牛奶的各種壞處，乳製品本身就是毒物。所以推薦食用醃菜、納豆等發酵食品，尤其醃菜還可以攝取到蔬菜的酵素，增加益菌又增加酵素，真是優良食品。

午餐和晚餐請加入生菜或發酵食品，盡量少吃魚和肉，這種低蛋白、低脂肪、高食物纖維的飲食才能帶來健康。

砂糖是腰痛與頭痛的原因

很多人看到蛋糕、巧克力之類的甜點就失心瘋，最近日本流行淋滿奶油的鬆餅，超商與賣場也不斷推出新甜點。

這些甜食使用大量的白砂糖（蔗糖），各位可知道攝取過多白糖會引發身體不適？如果你覺得最近腰酸背痛，肩酸頸痛，可能就是甜食吃太多。

為什麼白糖有害健康？理由很簡單，**白糖的原料是蔗糖，而蔗糖是壞菌的主要食物**。

蔗糖是葡萄糖與果糖組合成的分子，兩者分開來都是優良營養，但組合起來就成了大壞蛋。

葡萄糖與果糖的分子可說是一拍即合，連消化酵素和胃酸都很難把它們分開，進了腸道之後還要花很多時間分開它們，通常都是消化不良就繼續前進，並消耗大量的蔗糖酶（sucrase）。

最可怕的就是這些**消化不良的蔗糖，正是胃、小腸、大腸裡面各種壞菌、黴菌與病毒的糧食來源**。壞菌最喜歡消化不良的蔗糖，比方說胃裡面最常見的腐壞菌「胃幽門桿菌」就非常喜歡未消化的蔗糖。

胃幽門桿菌惡名昭彰，是引發胃炎、胃潰瘍甚至胃癌的元兇，人只要吃了蔗糖，胃幽門桿菌就會很開心。而且消化不良的蔗糖，還可以當成小腸壞菌的糧食，並讓大腸裡的壞菌占優勢。

一旦腸內壞菌增加，人體衛兵白血球就會出動消滅壞菌，白血球殺死壞菌之後，屍體會產生對人體有害的活性氧。活性氧會傷害內臟，又引發各種疾病。

蔗糖的另一個壞處就是分子很小，會迅速被吸收到血液中，餵飽血管裡的壞菌、真菌與病毒。所以**愛吃甜食的人很容易罹患香港腳、帶狀皰疹、蛀牙、扁桃腺炎、支**

氣管炎等疾病。

含有大量蔗糖的零食還有另外一個問題，就是幾乎不含任何維生素或礦物質，小朋友要是經常吃這種零食，容易引發肥胖、大腦低血糖，進而焦慮暴怒。

蔗糖容易被吸收到血液中，而且流速很快，所以，人體分泌胰島素要把糖分儲存到細胞裡的時候，蔗糖早就已經沒了。血液中沒有糖只有胰島素，就會造成低血糖。

低血糖症狀就是腦部缺乏營養，人會因此暴怒，精神不濟。蔗糖又號稱空洞熱量，沒有任何維生素或礦物質，人體的能量迴路需要維生素B群來維持，缺乏維生素B群會引發疼痛、水腫、頭痛、濕疹、倦怠、心臟疾病等等症狀。**早餐吃果醬三明治、甜點麵包等高糖食品，就是找病上身**。

女性最擔心的斑點和皺紋，其實也是因為吃太多糖而製造出活性氧，當活性氧跑到皮膚上，就會轉換為有毒的脂褐素（lipofuscin），脂褐素會形成斑點。而當活性氧破壞了皮膚細胞，就會形成皺紋。

如果喜歡吃甜，可以吃點**少量的八仙果**、**椰子糖**、**龍舌蘭糖漿**，這些糖所產生的活性氧比蔗糖少。另外，水果含有豐富的優質果糖，可以安心攝取，同時還能補充酵素，所以最好的點心就是水果。

「早上斷食」可以平衡腸內細菌勢力

腸內環境受到生活習慣的影響相當大，影響最大的就是我說的吃太多。女性經常為了便祕所苦，原因在於喜歡吃甜食，或者肚子不餓卻愛吃點心，吃了太多身體不需要的東西。很多女生認為自己「食量不大」，實際上卻吃了很多點心，讓腸道腐敗不堪。

或者年輕人自認健康就亂吃，但**腸內環境隨著年紀增長而惡化，壞菌不斷增加**。所以我們應該趁年輕養成適量進食的習慣。

人體包含多達一百兆個細胞，全都是由腸道所吸收的營養所製造。如果吃的東西消化不良，增加腸道壞菌造成腸子發炎，氨與其他毒素就會流入血液中，骯髒的血液會傷害細胞與組織，引發疾病。

如果把人體比喻成植物，腸就像植物的根，植物必須穩固紮根在土壤裡才能長得好，否則很快就會枯萎。

植物要長得好又壯，紮根的土壤必須含有優質的水分與養分，這裡說的土壤就相當於我們日常的飲食。

就算你有好的肥料和乾淨水源，加太多在土壤裡還是會讓植物爛根，人體也是一樣，吃多了就會生病。所以重要的是早上斷食，早上斷食可以平衡腸內細菌的勢力，促進健康。

當人體空腹超過八小時，腸子就會開始蠕動，分泌消化道激素「絨毛素」，前面提過絨毛素會刺激腸道運動，幫助排除腸道裡的廢棄物。

肚子餓了會咕嚕叫，證明腸子正在分泌絨毛素，**早上斷食可以拉長空腹時間，分泌更多絨毛素，把腸內清理乾淨**。

只要分泌充足絨毛素，促進排便，清理腸道，腸內細菌勢力就會均衡，也就是壞菌減少，益菌更多。

腸道腐壞會引發風濕

風濕是全身關節腫痛的疾病，讓許多人痛苦不堪，每個病患疼痛的部位都不同，目前也還不清楚明確的病因。所以目前沒有治療風濕的好方法，西醫只能設法降低疼痛，治標不治本。

但現在知道風濕也是起因於腸道腐壞，一九九〇年，愛知醫科大學的青木重久教授宣稱「風濕的起因，是大腸內大腸桿菌O－14與梭狀芽孢桿菌（Clostridium）的抗原抗體反應」。

有了這項研究結果，我開始建議風濕病患斷食，補充酵素營養品與免疫營養品，調整腸內環境。結果**風濕纏身二十年以上的病患，病況如奇蹟般好轉**。

有位六十七歲的病患三年前開始服用類固醇，但完全無法治好風濕痛，還紅腫惡化起來。但是來了我的診所，執行斷食並服用營養品，紅腫就完全消失，並慢慢減少類固醇用量，半年後再也不需要服用類固醇。

這套療法如果要發揮功能，除了改善腸內環境，還要攝取分解蛋白質的蛋白酶，蛋白酶的止痛效果不輸止痛消炎藥，而且**完全沒有西藥常見的腸胃炎副作用，可以保護原有的免疫功能。酵素療法可以強化體力，治療疾病，是對身體最好的療法。**

除了風濕之外，過敏性氣喘和花粉症也屬於自體免疫疾病，只要透過飲食療法增加好菌，改善腸道腐壞，不需要吃任何西藥，就能治好西醫束手無策的風濕、花粉症與氣喘。

世界上還有許多病因不明的怪病，但根據我的診療經驗來看，相信只要調理好腸內環境，大多怪病都能不藥而癒。

只要養成良好飲食習慣，保持腸內健康，身體就能抵抗各種疾病。

洗腸反而會引發腸道腐壞

最近有個知名的腸道清理方法叫做洗腸，尤其是為便祕所苦的年輕女性，應該有不少人試過浣腸或洗腸。洗腸派宣稱洗腸就跟斷食一樣可以排除宿便，洗完當下或許腸子是乾淨了，但洗腸可說百害而無一利，反而會造成腸道腐壞。

原因是**洗腸不僅洗掉糞便，還會洗掉一生中只能限量生產的酵素**。我要重申一次，人體沒有酵素就活不下去，「早上斷食」就是為了節省酵素，洗腸卻是白白浪費了酵素。

而且洗腸除了洗掉酵素，還會洗掉活化酵素的維生素、礦物質，以及保護腸道的好菌。

糞便原本是要靠人體自己來排泄，以外界刺激來排便是本末倒置。**便祕的人若吃瀉藥來解決煩惱，藥量會愈來愈高，排便量卻愈來愈少**，這是因為腸子變得無法自行蠕動。

失去自然排便功能會怎麼樣？當人無法順利排便，毒素就會囤積在體內，腸道迅速腐壞，消化道無法正常分泌激素。

便祕會全面降低腸道功能，營養吸收不良，腸道無法分泌充分的血清素與

多巴胺，造成情緒不穩定。美國對咖啡浣腸的評價是「危險行為」（Dangerous movement）。

浣腸和洗腸的結果都一樣，以不自然的方法排便會對身體造成不良影響，請先執行「早上斷食」，刺激自然排便。

第五章

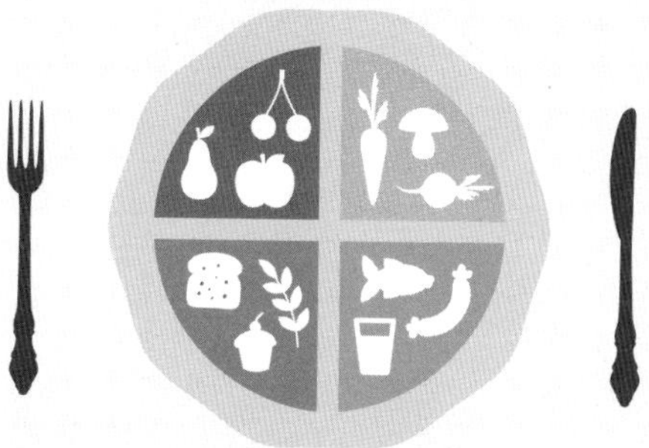

促進健康的「鶴見式酵素食譜」

請採用食療法「酵素餐」

本書至此已經提過許多健康方面的話題，總之要治好身上的毛病，保持健康，就少不了酵素。本章則要介紹大家不太熟悉的正確糙米烹煮法，以及我推薦的酵素餐。

除了早上斷食之外，午餐和晚餐再加入酵素菜色，你就會更健康。**若是你有便祕、頭痛、肩頸痠痛、腰痛等毛病，請務必嘗試看看。**

當你習慣早上斷食之後，可以試試「一日斷食」。**如果「早上斷食」是每天的例行掃除，「一日斷食」就是大腸宿便的大掃除。**一日斷食可以改善身上的疼痛、強化免疫力，想要比「早上斷食」更強的療效，就選擇一日斷食。

一日斷食基本上一個月進行一次，必定能讓你神清氣爽，毛病全都煙消雲散。而當你的身體與心理都習慣了斷食，可以每週末兩天斷食（週末斷食），你會有更不同凡響的體驗。

糙米的正確煮法

第三章已經提過**糙米跟種子一樣都有毒素**ＡＢＡ（**離層酸**），如果用壓力鍋烹煮，還會產生大量神經毒素丙烯醯胺。

壓力鍋的一大缺點，就是調理過程的溫度太高。當溫度超過一二〇度以上就會使糙米糖化（產生丙烯醯胺），而壓力鍋的溫度都在一三〇度以上。最近市面上出現宣稱不會糖化的壓力鍋，溫度控制在一一七度以內，或許就可以用了。但這畢竟是少數產品，一般還是**避免用壓力鍋烹煮糙米**比較好。

大家都知道糙米的營養價值高於白米，但是日本人自古以來都是把糙米磨成白米才吃，或許是因為經驗告訴他們糙米有毒。

注重健康的人比較喜歡吃糙米，但是不是吃了反而容易拉肚子？如果吃了糙米會不舒服，可能就是吃下了其中的毒素。

如果要消除糙米的毒素，完整攝取其中營養，關鍵就在烹煮方法，也就是讓糙米進入「**發芽狀態**」。

天然食材研究系的大海淳老師說「**白米是死掉的米，糙米是睡著的米，發芽糙米才是清醒的米**」。第三章說過，植物種子是營養儲藏庫，用來誕生新生命。

當種子準備發芽，沉睡其中的酵素就會醒過來，而存放著用以發芽的營養會被送往發芽部分。在即將發芽的時候，酵素阻礙劑離層酸會進行化學反應，改變結構，不再阻礙酵素功能。而且種子發芽的時候會增加許多維生素，尤其是維生素B_1和B_3，另外也會增加礦物質（如鈣）。

所以，**讓糙米進入發芽狀態就可以解毒，並提高營養價值**。

具體方法是將糙米泡水十八小時以上就會進入發芽狀態。另外，光吃糙米還是缺乏某些營養，必須用其他食物補充（詳細食譜參考一六六頁）。

紅豆、黃豆、大麥要泡水十二小時，小種子泡三到四小時就會發芽，在吃種子類之前請先將種子泡水。

味噌是健康的關鍵

近年來味噌獲得極高評價，因為許多研究都證實它可以預防多種癌症，改善骨質疏鬆症，預防更年期障礙。尤其味噌中的大豆異黃酮可以**預防乳癌、子宮癌、前列腺**

癌、肺癌等內分泌癌。同時研究也指出味噌可以預防胃癌和大腸癌。

味噌含鹽量高卻能夠降血壓，是因為其中含有類黑精（melanoidin），黃豆不含類黑精，但做成味噌就會出現這種神奇物質，它有很強的纖維效果，能**幫助排便暢通、調整血壓、促進乳酸菌繁殖**。

建議應該每天吃味噌、喝味噌湯（食譜請參考第一六六頁），或者用蔬菜條沾味噌來吃。

尤其生味噌含有鮮活酵素，更能發揮效用。

醋也可以保健康

不僅日本人愛吃醋，全世界都愛吃醋，醋是最常見的發酵食品之一，通常被當成調味料，但它的**主要成分醋酸可以消除疲勞、控制血壓、促進鈣吸收、控制血糖，健康效果十足**。

醋還有促進消化的功能，比方說醋飯就比普通米飯好消化，因為醋可以活化酵素，預先消化米飯。

黑醋含有特別多的優質胺基酸與檸檬酸，獨特的深色來自於麴菌與乳酸菌的作用，如果你容易疲倦，經常不舒服，就應該吃黑醋。

當然也可以把醋當飲料，隨時喝上一口（食譜請參考第一六七頁）。

鶴見式發芽糙米煮法

糙米加入生紅豆、乾香菇、昆布、寒天粉、寒天條、乾鹿尾菜、乾木耳、牛蒡絲、生芝麻，攪拌之後加入梅干、鹽麴、一支備長炭，泡水20個小時之後正常烹煮。

這個方法可以事先解毒，煮起來更好吃，食物纖維更豐富，更好消化，百利而無一害。如果把糙米換成白米這樣煮，煮起來更快熟，而且營養價值比普通白米飯更高。

※長時間泡水之後進入發芽狀態的糙米，最大的特色就是非常好消化，泡水會讓米粒中的酵素發揮功能，所以會很好消化。

※長時間泡水會造成氧化，所以必須加入梅干與備長炭來防止氧化，有了這兩樣東西，夏天泡水也不會氧化。

※泡過的水裡面有豐富營養，所以不要倒掉，整個拿去煮就對了。煮的時候可以使用普通電鍋，或者用陶鍋加瓦斯來煮。

活化酵素的味噌湯

有些味噌經過殺菌，同時也殺死酵素，所以買味噌請盡量挑選含有活麴菌的味噌。味噌湯料跟普通味噌湯一樣，自己喜歡就好。用這種方法做味噌湯，味噌的酵素不會因為高溫而死亡。

[做法]

1 將生味噌泡在約400毫升冷水中。
2 將切好的蔬菜泡在約400毫升冷水中，放入鍋中煮。
3 煮好放涼之後與味噌攪拌食用。

醋醃香菇

香菇含有多醣體（MD-fraction）可以活化免疫力，還可以用來治療癌症。用醋醃過之後，人體就能有效吸收多醣體。每天大概喝30毫升左右即可。

[材料]
香菇……………………… 500公克
醋………………………… 500毫升

[做法]
1 香菇泡水之後放入容器保存。
2 將醋倒入1的容器，以常溫浸泡一週後放入冰箱。

超級黑醋

黑醋加入梅干、昆布、辣椒、薑，就可以製造出有消炎效果的薑辣素（Gingerol）和辣椒素。10～15毫升的超級黑醋加入100～150毫升的熱水，在飯後飲用即可。可以消除身體寒氣。

[材料]
黑醋……………………… 700毫升
梅干……………… 3顆（帶籽）
昆布…………………………… 8公克
辣椒…………………………… 3條
薑………………………… 35公克

[做法]
1 將梅干、昆布、辣椒切碎之後加入黑醋瓶中
2 靜置1～2天即可。

滋補酵素餐「黏糊糊拌菜」

山芋可以滋補強身，搭配納豆和黏糊糊的蔬菜海藻，就是最強酵素餐。這套菜色營養價值高，可以在午餐或晚餐食用，建議搭配白蘿蔔泥或燉蔬菜。加入鮪魚生肉丁，就成了日式魚肉沙拉。

[材料]

山芋（天然的最好，山藥亦可）……………………10～15公分
納豆……………………30公克
大蒜……………………2～3瓣
薑……………………3公分左右
秋葵、國王菜、海菜　各少許
昆布……………………5～7公分
蔥……………………8～10公分
洋蔥……………………1/4顆
黑醋、生味噌、醬油……各少許

[做法]

1 將山芋削成泥，納豆搗成泥，然後攪拌。
2 秋葵、國王菜、蔥、洋蔥、昆布等切碎，大蒜與薑則磨成泥。
3 山藥泥加入納豆泥，再加入調味料之外的材料攪拌均勻。
4 用黑醋泡味噌淋在最上面即可食用，黑醋泡醬油亦可。

梅干山藥

像山藥這種黏糊糊的蔬菜，有非常強的活化酵素效果，配上可以消除疲勞的梅干，吃起來十分爽口。

[材料]

山藥……………………100公克
梅干……………………2顆（去籽）
海苔……………………適量

[做法]

1 將山藥切絲。
2 山藥與梅肉一同攪拌，撒上海苔即可。

終極沙拉醬

生菜含有豐富的酵素、維生素與礦物質，再加上可以活化酵素功能的終極沙拉醬，這種沙拉多多益善。

[材料]

亞麻仁油……………… 1～2大匙
黑芝麻油（或糙米油）… 2小匙
醬油……………………… 少許
黑醋……………………… 許多
梅肉……………………… 適量

[做法]

將所有材料攪拌均勻，加入味噌或鹽麴、醬油麴亦可。

※準備6公分的白蘿蔔削泥，4公分胡蘿蔔削泥，小黃瓜一條削泥，芹菜一株削泥，去芽馬鈴薯一顆削泥，加入醬汁攪拌即可食用。

※若希望吃點生菜，可以準備多樣蔬菜切絲切片，裝入夾鏈袋再加入醬汁攪拌。攪拌好後排除空氣，整包帶走，午餐就有美味的生菜沙拉可吃。這種簡易醃菜不會氧化，放一段時間再吃還是可以攝取豐富酵素。

生馬鈴薯沙拉

應該沒有多少人會生吃馬鈴薯，但生馬鈴薯不僅有豐富酵素，還很好吃。這道沙拉有檸檬風味，可以在沒有胃口的時候吃。

[材料]

馬鈴薯………………… 中等一顆
亞麻仁油（或黑芝麻油） 2大匙
檸檬汁………………… 1.5大匙
鹽……………………… 1/2小匙
胡椒……………………… 少許

[做法]

1 馬鈴薯去皮去芽之後切丁。
2 將馬鈴薯泡水5分鐘左右之後瀝乾。
3 用亞麻仁油、檸檬汁、鹽、胡椒調味之後即可食用。

醃白菜

醃白菜可說是日本經典醃菜，含有豐富的食物纖維，可以幫助排便。這道菜請不要加熱，才能攝取白菜裡的維生素C。

[材料]

白菜…………………… 1/4顆
水…………………… 100毫升
鹽……………………2大匙
（相當白菜加水的3%到4%重量）
紅辣椒…………………… 1支
昆布…………… 3公分正方一片

[做法]

1 將水、鹽、紅辣椒、昆布放入鍋中，加熱到即將沸騰就關火放涼。
2 將白菜縱切為4～6塊，鋪在醃菜容器中，盡量塞滿不留縫隙。
3 把1淋在2上，蓋上容器壓上重物，靜置一晚。
4 將醃菜翻面，再壓上重物放置3～4天，若發出酸味代表已經開始乳酸發酵，請放入冰箱保存。

清爽番茄湯

這道湯是以酸酸的番茄搭配清爽的檸檬，不需要加熱所以富含酵素，喝起來十分爽口，最適合身體不適的時候補充酵素。番茄的紅色茄紅素還有抗癌效果。

[材料]

番茄……………… 中等大小3顆
洋蔥…………………… 1/4顆
檸檬汁…………………… 1大匙
鹽…………………… 1/2小匙
亞麻仁油…………………… 2大匙

[做法]

1 洋蔥切末，與亞麻仁油、檸檬汁、1/4匙鹽一起攪拌，放入冰箱冷藏30分鐘。
2 番茄去皮，加1/4匙鹽放入果汁機中打成糊狀。
3 將2倒入容器中，淋上1即可。

德國酸菜

這是德國傳統的鹹酸菜，材料是鹽巴與高麗菜，含有豐富的植物性乳酸菌。高麗菜不僅有維生素與礦物質，還有豐富食物纖維，有強大整腸作用，可以促進排便。

[材料]

高麗菜……………………… 1/2顆

鹽………………………… 2小匙

（相當高麗菜重量的2%）

[做法]

1 將高麗菜切成約5公分寬。

2 將1加上鹽攪拌混合。

3 將2放入醃菜容器中，上方加壓，於室溫下存放3～4天。若如果發出酸味代表已經開始乳酸發酵，請放入冰箱保存。

※可以按個人喜好加入蒔蘿、胡椒或藏茴香籽等香料，更加芬芳。

「週末斷食」讓疲倦的腸胃獲得休養

現代人即使執行「早上斷食」，每天積極攝取酵素，還是很容易浪費酵素。所以我建議利用週末來斷食，很多人試過之後都覺得神清氣爽。

週末斷食可以讓腸胃獲得更多休息，保存體內的潛在酵素，改善身上大小毛病。法國把斷食稱為「不用開刀的手術」，證明斷食確實能夠拯救全身的髒污細胞。

這裡要介紹的是簡單的週末斷食，剛開始可以選擇週六或週日其中一天，習慣之後兩天都可以斷食。原本就有執行「早上斷食」的人，嘗試週末斷食也不會覺得餓，應該能輕鬆應付。

以下介紹三種週末斷食套餐，請依自己的喜好來挑選。如果平日暴飲暴食，腸胃疲倦，請務必試試看。

斷食期間有三件事情要注意。

第一點是**補充水分，多喝優質的礦泉水**，水分可以促進代謝，把體內毒素隨著汗水、尿液和糞便排出體外。

第二是斷食前後的飲食內容。**斷食前一天的晚餐要吃富含酵素的生菜或水果，但量不能太多。斷食結束後的兩餐要吃生菜水果汁或蔬果昔，容易消化，腸胃不會有太大負擔**，這兩餐結束後再慢慢回歸正常飲食。

最後是**不要害怕好轉反應**，已經習慣「早上斷食」的人幾乎不會發生好轉反應，第一次嘗試的人可能會有頭痛、噁心、目眩、肩酸、腰痛等症狀，這是因為囤積在細胞裡的毒素一口氣流入血液中，毒素囤積愈多的人愈容易出現這些症狀。

1 梅干套餐

一天三餐只吃梅干的斷食法。由於整天幾乎什麼都沒吃，可能會餓到有點受不了，但效果也相對較高，斷食結束後會讓你覺得神清氣爽。尤其有肩痠、腰痛、頭痛等毛病的人，最適合週末斷食。

這套餐吃個三天，包你神清氣爽，因為你會分泌酮體，激發大腦的α波，這是我最推薦的套餐。

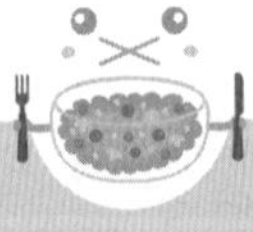

【方法】

早中晚三餐各吃一顆梅干。

※每天要喝十杯以上的礦泉水（總計兩公升以上）

2 蔬菜泥套餐

早晚兩餐吃蔬菜泥，午餐只吃梅干的套餐。蔬菜泥的酵素已經活化，吃得少也能攝取豐富酵素。腸胃疲憊的時候最推薦這個套餐，蔬菜可以加入當季時蔬。

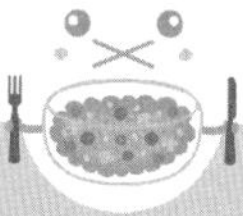

【方法】

早餐：白蘿蔔（約五公分）、蕪菁（一顆）、胡蘿蔔（三分之一支）、小黃瓜（一條）削泥之後沾沙拉醬食用（前面提過的終極沙拉醬，或用醬油配少許黑醋，加一小匙亞麻仁油，或許再加點味噌）

午餐：梅干一顆

晚餐：與早餐相同

※每天要喝十杯以上的礦泉水（總計兩公升以上）

3 蔬果泥套餐

將蔬果泥套餐中的早餐換成水果。香甜的水果可以滿足食慾，是最簡單的一個斷食套餐。請從下一頁的表格中挑選當季水果來吃，如果是無農藥的蘋果或梨子，可以連皮一起吃，能攝取更多營養。

水果可以切片吃，但最好是磨泥減輕對腸胃的負擔，或者打成果汁。但是磨泥或打汁之後會慢慢氧化，請立刻食用。

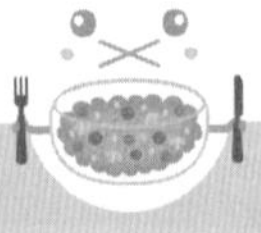

【方法】

早餐：吃一到兩種水果

午餐：吃一顆梅干

晚餐：白蘿蔔（約五公分）、蕪菁（一顆）、胡蘿蔔（三分之一支）、小黃瓜（一條）磨泥之後沾沙拉醬食用（蔬果泥套餐的沙拉醬）

斷食中建議攝取的水果分量

蘋果	0.5～1顆
香蕉	0.5～1根
葡萄柚	0.5～1顆
奇異果	1～2顆
柳丁	0.5～1顆
草莓	4～16顆
橘子	1～2顆
桃子	0.5～1顆
櫻桃	10顆
枇杷	3～4顆
芒果	1顆
西瓜	1片
梨子	0.5～1顆
柿子	1顆
無花果	1～2顆
葡萄	10～30顆
木瓜	1/6～1/4顆

後記

日本人的平均壽命愈來愈長，但健康的壽命有變長嗎？最近日本男性的平均壽命為八十歲，但是健康壽命只有七十一歲；女性平均壽命八十七歲，健康壽命為七十四歲。也就是說無論男女，死前都有十年左右臥病在床，這算幸福嗎？**平均壽命要跟健康壽命差不多，長壽才有意義**。

我老王賣瓜一下，家母今年八十八歲，雖然有點失智但手腳靈活。我以自傲的「酵素療法」調配飲食、補充營養品，保住了她的健康。家母應該還可以活上多年，希望她能健康終老。

社會充斥著健康風潮，因為大家都希望健康終老，而不是臥床等死。我為了達成大家的心願才提筆寫作本書，讀者讀了本書必定能夠「健康又長壽」。

現代人衣食無缺，想吃什麼都有，所以**「不要吃太多」顯得更重要，而避免吃太多，最簡單的方法就是「早上斷食」**。主流輿論經常宣稱吃什麼可以抗癌，吃什麼有益健康，要攝取更多營養。但酵素才是人體健康的必要元素，**不吃東西的減法思考，比多吃東西的健康理論更重要**。

本書中的酵素理論對某些讀者來說可能稍嫌艱澀，但這是我長年研究出來的健康關鍵，所有生物都仰賴酵素才能生存。但是現代人大多都在浪費酵素，浪費的原因包括暴飲暴食，吃下食物添加劑與農藥，以及承受過多壓力。心裡希望健康，但卻不自覺養成傷身的生活習慣。請讀者先檢討生活習慣，先執行「早上斷食」來感受身體的變化。

由衷希望酵素的威力能幫助各位改善身上大小毛病。

参考文献

『Enzyme Nutrition』……Edward Howell,M.D.

『Updated Articles of National Enzyme company』……Dr.Rohit Medheekar

『Digestive Enzymes』……Rita Elkins,M.H

『The healing Power of Enzymes』……DicQie Fuller,Ph,D.,D.Sc

『Food enzyme for Health&Longevity』……Edward Howell,M.D.

『The Enzyme Cure』……Lita Lee,Ph.D.

『Enzyme Therapy Basics』……Friedrich W.Dittmar,M.D.and Jutta Wellmann

『Colon Health』……Norman W.Walker,D.Sc.,Ph.D.

『Enzymes Enzyme Therapy』……Dr.Anthony J.Cichoke

『Tissue Cleansing Through Bowel Management』……Dr.Bernard Jensen

『Alternative Medicine Definitive Guide to Cancer』
……W.John Diamond,M.D.and W.Lee Cowden.M.D.with Burton Goldberg

『Menopause Without Medicine』……Linda Ojeda,Ph.D.

『Oral Enzymes:Facts&Concepts』……M.Mamadou.Ph.D.

『Absorption of Orally Administered Enzymes』……M.L.G Gardner&K-J.Steffens

『Cancer Biotherapy』……Zavadova,E.,Desser

『フィット・フォー・ライフ』
……ハーヴィー・ダイアモンド、マリリン・ダイアモンド著／松田麻美子訳（グスコー出版）

『常識破りの超健康革命』……松田麻美子（グスコー出版）

『医者も知らない酵素の力』……エドワード・ハウエル著／今村光一訳（中央アート出版社）

『3日食べなきゃ、7割治る!』……船瀬俊介（三五館）

『最強の福音! スーパー酵素医療』……鶴見隆史（グスコー出版）

『長生きの決め手は「酵素」にあった』……鶴見隆史（河出書房新社）

『酵素が病気にならない体をつくる!』……鶴見隆史（青春出版社）

『酵素で腸年齢が若くなる!』……鶴見隆史（青春出版社）

『真実のガン治しの秘策』……鶴見隆史（中央アート出版社）

『病気にならない腹6分目健康法』……鶴見隆史（中経出版）

『「酵素」が免疫力を上げる!』……鶴見隆史（永岡書店）

『「酵素」の謎』……鶴見隆史（祥伝社）

『健康の決め手は「酵素」にあった』……鶴見隆史（河出書房新社）

『「酵素」がつくる腸免疫力』……鶴見隆史（大和書房）

『断食でがんは治る』……鶴見隆史（双葉社）

『薬のいらない体は酵素がつくる!』……鶴見隆史（三笠書房）

優生活 Unique Life 250

早上斷食，九成的毛病都會消失！〔增訂版〕

作　者—鶴見隆史
譯　者—李漢庭
視覺設計—徐思文
主　編—林憶純
行銷企劃—蔡雨庭

總 編 輯—梁芳春
董 事 長—趙政岷
出 版 者—時報文化出版企業股份有限公司
一〇八〇一九台北市和平西路三段二四〇號
發行專線：（〇二）二三〇六—六八四二
讀者服務專線：〇八〇〇—二三一—七〇五、（〇二）二三〇四—七一〇三
讀者服務傳真：（〇二）二三〇四—六八五八
郵撥：一九三四四七二四時報文化出版公司
信箱：一〇八九九臺北華江橋郵局第九九信箱
時報悅讀網—www.readingtimes.com.tw
電子郵箱—yoho@readingtimes.com.tw
法律顧問—理律法律事務所　陳長文律師、李念祖律師
印　刷—勁達印刷有限公司
初版一刷—二〇一七年三月二十日
二版一刷—二〇二四年四月十九日
二版二刷—二〇二四年七月十日
定　價—新台幣三百二十元

時報文化出版公司成立於一九七五年，並於一九九九年股票上櫃公開發行，於二〇〇八年脫離中時集團非屬旺中，以「尊重智慧與創意的文化事業」為信念。

早上斷食，九成的毛病都會消失！（增訂版）/鶴見隆史 著；
李漢庭 譯 -- 初版. –
臺北市：時報文化出版企業股份有限公司，2024.04
180面；14.8*21公分. --（優生活）
ISBN 978-626-374-926-9（平裝）
1.CST：健康飲食 2.CST：酵素
411.3　　113000952

ISBN 978-626-374-926-9
Printed in Taiwan

Asa dake danjiki de, 9-wari no fucho ga kieru!

First published in Japan 2015 by Gakken Education Publishing Co., Ltd., Tokyo
Traditional Chinese translation rights arranged with Gakken Inc.
through Future View Technology Ltd.